AF567349

Gertrud Hirschi

Yoga

7 x 7 Minuten

Gertrud Hirschi

Yoga

7 x 7 Minuten

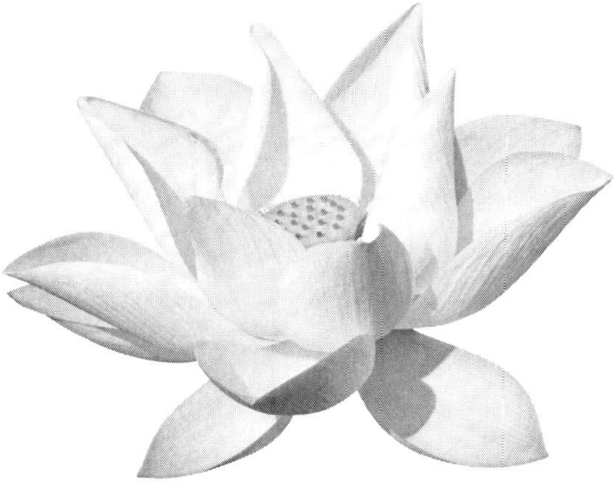

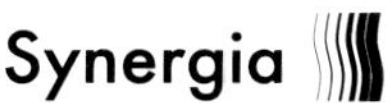

Synergia

3. Auflage September 2024
Erschienen im Synergia Verlag, Alle, JU/ CH
eine Marke der Sentovision GmbH/ S.A.R.L.

Lektorat: Dr. Annelise B. Truninger
Satz und Layout: Antje Betken
Umschlaggestaltung: Antje Betken unter Verwendung der Bilder Lotos © Videowokart – Fotolia.com und Yoga-Übung von Manuel Vargas Lépiz
Druck und Herstellung: FontFront.com

Vertrieb: www.synergia-auslieferung.de

Printed in EU
ISBN 978-3-939272-97-7

Alle Fotos der Yoga-Übungen: Manuel Vargas Lépiz
Alle Mudras: Hermann Betken (mit freundlicher Genehmigung des Königsfurt-Urania Verlages)
Seite 6: Ganesha © jaret kantepar – Fotolia.com ✸ S. 7 ff. + 71 ff.: Lotos © Videowokart – Fotolia.com ✸ Seite 14: Sonnenblume © joda – Fotolia.com ✸ Seite 15 ff.: Marienkäfer auf Blüte © Maceo – Fotolia.com ✸ Seite 22 und 23 ff: Mondviole © pico – Fotolia.com ✸ Seite 30 ff.: Edelweiss © Anna Sedneva – Fotolia.com ✸ Seite 38: Schmetterling auf Stein © doomu – Fotolia.com ✸ Seite 39 ff.: Schmetterling © suns07butterfly – Fotolia.com ✸ Seite 46: Wein mit Trauben und Käse © Elenathewise – Fotolia.com ✸ Seite 47 ff.: Weinblätter © scis65 – Fotolia.com ✸ Seite 54: Orchidee © Tombaky – Fotolia.com ✸ Seite 55 ff.: Orchidee klein: © Sergey Chayko – Fotolia.com ✸ Seite 62: Kaktee © Christian Hirschi ✸ Seite 63 ff: Blütenrosette © Dmitry – Fotolia.com ✸ Seite 70: Steg im Nebel © Kerstin Selle – Fotolia.com ✸

Bibliographische Information der Deutschen Nationalbibliothek
Die Deutsche Nationalbibliothek verzeichnet diese Publikation in der Deutschen Nationalbibliographie; detaillierte bibliographische Daten sind im Internet über http://dnb.d-nb.de abrufbar.

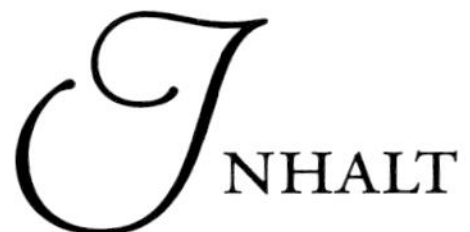

NHALT

Ganesha ist die Gottheit des Frühlings,
des Neubeginns und des guten Gelingens.
Möge er mir Erfolg und Freude bringen.

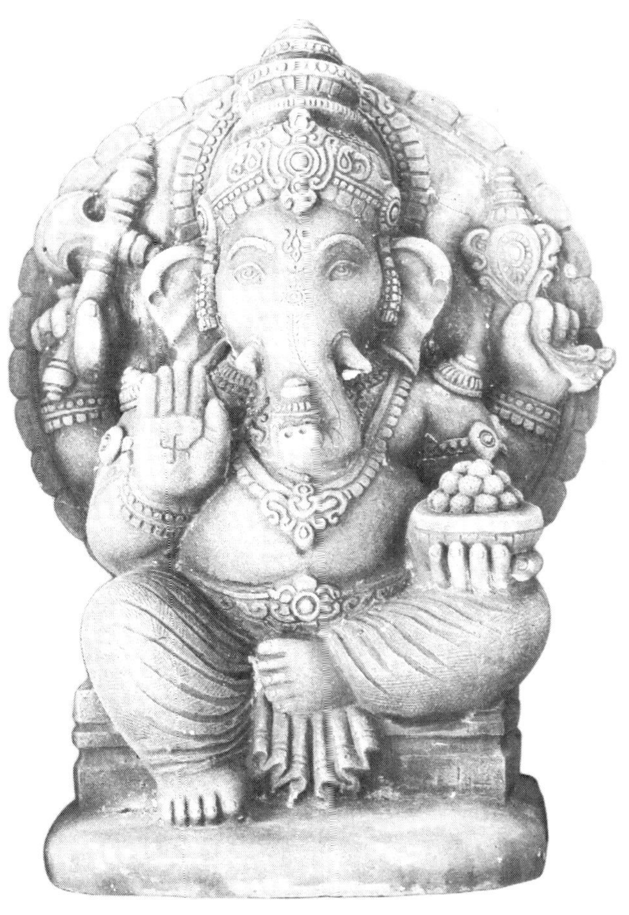

Liebe Leserin, lieber Leser

Vor fast 20 Jahren wurde einer Zeitschrift ein bescheidenes Booklet beigelegt, worin ich die einzelne Tagesqualität kurz beschrieb und zusätzlich eine entsprechende Übungsfolge und Meditation vorstellte. Es gab viele begeisterte Rückmeldungen oder Anfragen für ein zusätzliches Booklet, weil es verloren ging oder vom vielen Gebrauch auseinanderfiel.

Nun habe ich das Booklet neu überarbeitet und, wie könnte es anders sein, Neues hinzugefügt. Das Buch ist von bester Qualität und so gebunden, dass Sie es flach aufschlagen können. Zudem sind die Übungen auf einer Doppelseite platziert, damit Sie bequem und ohne grossen Aufwand das Tagespensum absolvieren können.

Egal wie alt oder wie jung Sie sind – die vorgestellten Yogafolgen können Sie so oder so praktizieren – und Sie tun sich auf alle Fälle etwas Gutes damit und benötigen dazu nur 7 Minuten pro Tag. Der Körper wird es Ihnen mit mehr Kraft und Beweglichkeit danken, Ihre Energien werden fliessen und sich auf der seelisch-geistigen Ebene in konstruktiven Gedanken und positiven Gefühlen zeigen.

Auch das regelmässige Meditieren gehört zum Yoga und wenn es täglich nur 7 Minuten sind. Es geht – das Wichtigste von allem – immer wieder um die Verbundenheit des mensch-

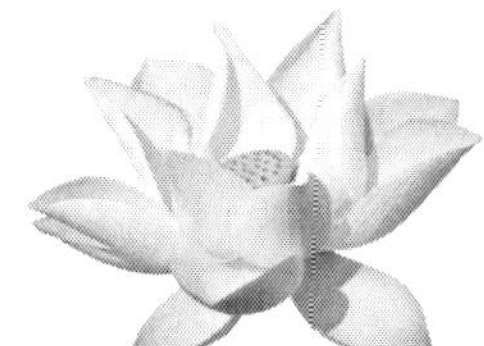

lichen Bewusstseins mit dem universellen. Diese Verbundenheit ist der Nährboden von Geborgenheit, Vertrauen, Gelassenheit, Leichtigkeit, innerem Frieden und Freiheit.

Möge dieses kleine Buch ein steter Wegbegleiter sein und mögen Ihnen die Übungen gut tun und Freude machen.

Ihre
Gertrud Hirschi
im Frühling 2014

Jeder Tag ist etwas Besonderes

Beschliesse jeden Morgen einen Neubeginn
und stelle Dich auf die neue Chance des Tages ein.

Lasse Vergangenheit und Zukunft da, wo sie sind
und geniesse den Zauber des Augenblicks.

Halte abends Rückblick und sag Danke
für all das Gute, das dir der Tag brachte.

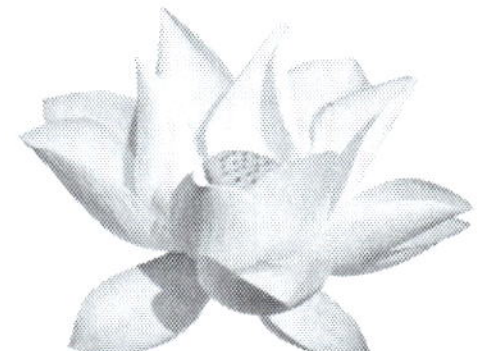

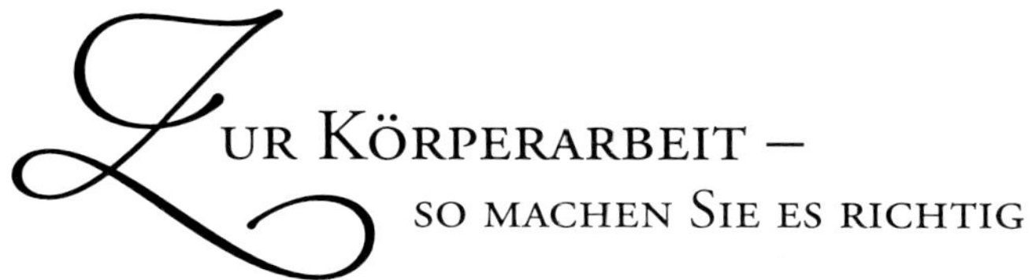

Zur Körperarbeit – so machen Sie es richtig

Lesen Sie die folgenden Anweisungen für die tägliche Körperarbeit so oft durch, bis sie Ihnen in Fleisch und Blut übergegangen sind. Dann werden Sie aus den wenigen Minuten Yoga das Beste machen.

* Sammeln Sie sich, bevor Sie mit dem Üben beginnen.
* Machen Sie die Aufwärmübungen so lange, bis Sie sich ganz entspannt, locker und warm fühlen.
* Es wird immer durch die Nase ein- und ausgeatmet.
* Wenn Sie in einer Haltung verharren, sollte Ihr Atem langsam, regelmäßig und fein sein.
* Machen Sie alle Bewegungen bewusst, fließend, langsam und dem Atemrhythmus angepasst.
* Halten Sie bei asymmetrischen Übungen beide Seiten genau gleich lang, indem Sie beidseitig Ihre Atemzüge zählen.
* Bleiben Sie am Ende des Übungszyklus mindestens für 7 Minuten in der Ruhelage. Lassen Sie sich reichlich Zeit und geniessen Sie die Entspannung.
  Sie vervielfachen damit die Wirkung des Ganzen.

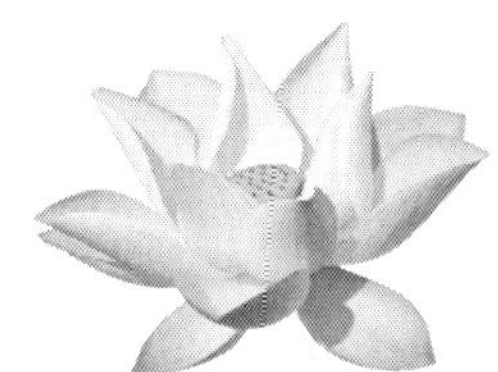

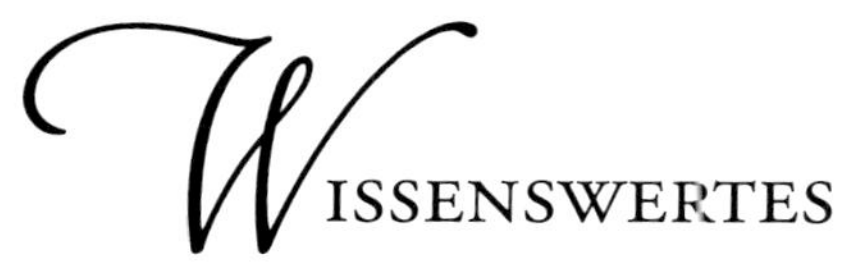

Wissenswertes zu den Übungsfolgen

Die Übungen zu den einzelnen Tagen stehen jedes Mal unter einem andern stimmigen Thema. Jede Folge ist einerseits für sich abgeschlossen und alle sieben Folgen sind andererseits auch auf einander abgestimmt und ergeben ein Ganzes. Am Ende der Woche können Sie davon ausgehen, dass Sie für jeden Körperbereich etwas Gutes taten. Sie können allerdings auch über mehrere Tage immer die gleiche Folge üben.

Beim Zusammenstellen der Übungsfolgen achtete ich darauf, mit wenigen Übungen viel zu erreichen und die Übungen mussten für jedermann leicht verständlich und machbar sein.

Wenn ich bei meinen Anweisungen nicht speziell auf den Atem hingewiesen habe, bedeutet dies, dass Sie den Atem einfach fliessen lassen.

Die vorgegebenen Wiederholungs-Zahlen oder die Zahl der Atemzüge, welche die Dauer der statischen Haltungen angeben (Atemzüge = AZ), können Sie nach Belieben variieren. Es geht nie darum, dass sie mehr bewirken, je länger Sie üben – weniger kann oft sogar mehr sein.

Schlussruhelage – nehmen Sie diese wichtig. Das heisst: Nach jeder Übungsfolge machen Sie es sich in der Rückenlage bequem (eventuell ein Polster unter die Kniekehlen schieben) und achten darauf, dass Ihnen warm ist. Wichtig ist, dass Ihre

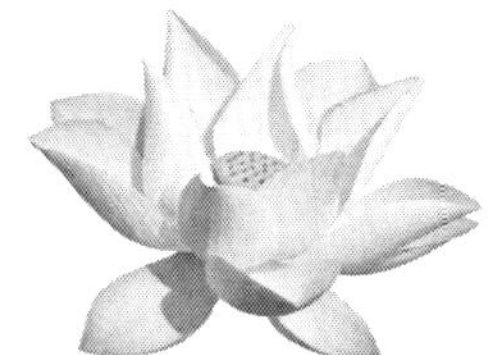

Gedanken nicht abwandern oder sogar Belastendem nachhangen, dies wäre kontraproduktiv. Stattdessen lenken Sie Ihre Gedanken bewusst auf etwas Positives – indem Sie sich beispielsweise gedanklich einen Kurzurlaub vorstellen oder ein Ziel, das Sie erreicht haben oder angehen möchten. Oder Sie rezitieren innerlich das vorgeschlagene Mantra.

Die Ruhelage verstärkt die Wirkung der vorangegangenen Übungen in kürzester Zeit auf jeder Ebene. Man könnte sagen, sie ist wie die Null nach der Zahl. Auch im Spitzensport entdeckte man die bedeutende Rolle der Ruhezeiten und sie werden heute im Training bewusst und gezielt eingesetzt.

Beachten Sie bitte die folgenden Vorsichtsmassnahmen: Nicht nach einer schweren Mahlzeit mit dem Üben beginnen. Die Übungsfolgen sind für gesunde Menschen erstellt. Bei akuter Grippe, Rückenschmerzen, inneren Entzündungen oder Verletzungen jeder Art, instabilem Blutdruck, akuten Verdauungsbeschwerden oder nach Operationen keine Körperübungen machen.

Es gibt nichts Gutes, ausser man tut es.
Und oft kann ganz wenig sehr viel bewirken.

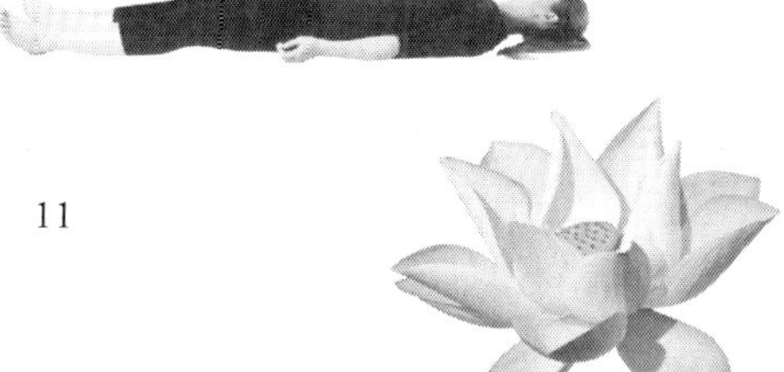

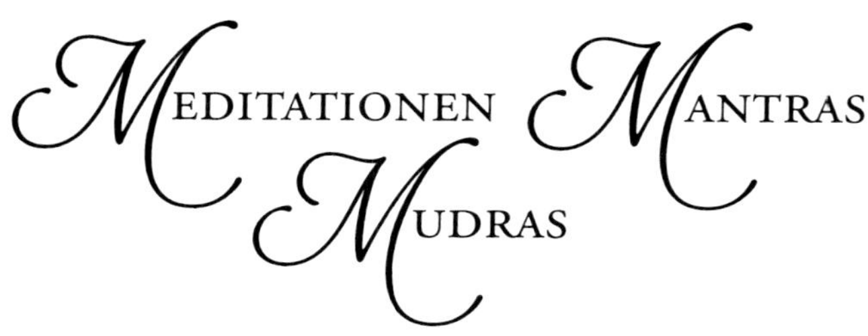

Meditationen Mantras Mudras

Meditation bedeutet Innehalten, Nachsinnen, Einsicht und Voraussicht walten lassen – das kann unser Leben erheblich erleichtern und es macht uns zu besonnenen Menschen, die nicht nur sich selbst, sondern auch andern beistehen und helfen können. Das Leben stellt uns immer wieder neue Herausforderungen – und davor schützt uns auch Yoga nicht –, aber wie wir damit umgehen und diese bewältigen, dabei hilft uns eine yogische Lebensweise. Dazu gehört die regelmässig ausgeübte Meditation, wo wir uns nach innen wenden und uns in der Achtsamkeit dem Atem zuwenden. Dies schenkt uns unter vielem anderen mentale wie auch emotionale Kraft, geistige Klarheit und höhere Erkenntnis. Wir können und sollten unsere Meditation auch einsetzen, um Lebensstrategien zu entwickeln, uns Ziele zu setzen oder auch einfach mit schönen Bildern eine Auszeit zu kreieren.

Wenn wir die Meditation als Form und Struktur sehen, dann entsprechen die Mantras der Farbe, die wir beimischen. Sie erleichtern die Konzentration und festigen unsere Absicht und Intension.

Das Rezitieren der Mantras ist denkbar einfach, aber es kann auch ein bisschen tückisch werden, denn der Inhalt eines Mantras ist gewöhnlich etwas, das wir gerne hätten oder wä-

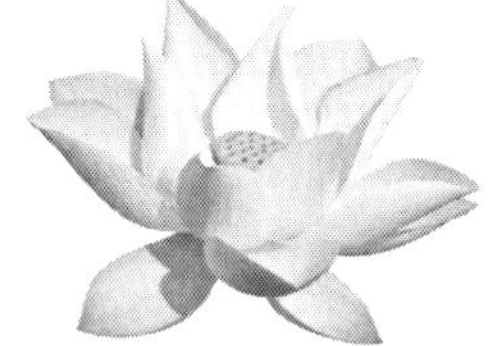

ren; und es kommt uns dann so vor, als würden wir uns etwas vormachen. Da sind wir beispielsweist total unglücklich und behaupten kühn: Ich bin glücklich und zufrieden. Was soll das? Sollen wir uns dies nun solange einreden, bis die Selbstlüge sitzt? So ist es natürlich nicht gemeint. Diesbezüglich habe ich vor einiger Zeit eine interessante Methode kennengelernt, die laut dem Erfinder, Siranus Sven von Staden, sehr effizient wirken soll: Er empfiehlt, dass man das Mantra in eine Frage umwandelt und sich dann gleich einige Antworten, die der Verstand eifrig produziert, selbst gibt. Das umgewandelte Mantra lautet somit: Warum bin ich glücklich und zufrieden? Weil ich gesund bin ... weil ich eine Familie habe ... weil ich hier in der Schweiz lebe ... weil ich .... So lenken wir unser Bewusstsein automatisch auf das Positive und nicht auf den Mangel – und die Zufriedenheit wird angebahnt.

Die empfohlenen Mudras geben unserer Meditation sozusagen den Boden und wecken die Energien, die wir für unsere Vorhaben benötigen. All unsere Energiebahnen sind mit entsprechenden Emotionen und Gedankenstrukturen verbunden. Ist die Energie schwach oder gar blockiert oder aktiviert und stark, wirkt sich dies entsprechend auf unser Gemüt und unsere Denkweise aus. Die Mudras sind einfach zu praktizieren, indem die Hände locker bleiben und die Finger ohne Druck auf- oder aneinander liegen. Sie können nichts falsch machen.

Gerne empfehle ich zuvor eine gründliche Handmassage, Hände klopfen und reiben. Wenn Sie beim Reiben die Finger ineinander gleiten lassen, aktivieren Sie so ganz nebenbei zehn Meridiane, die in den Seiten der Finger verlaufen.

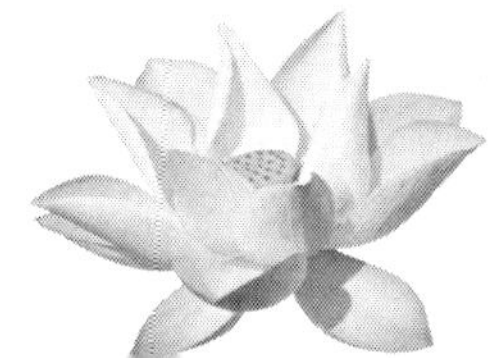

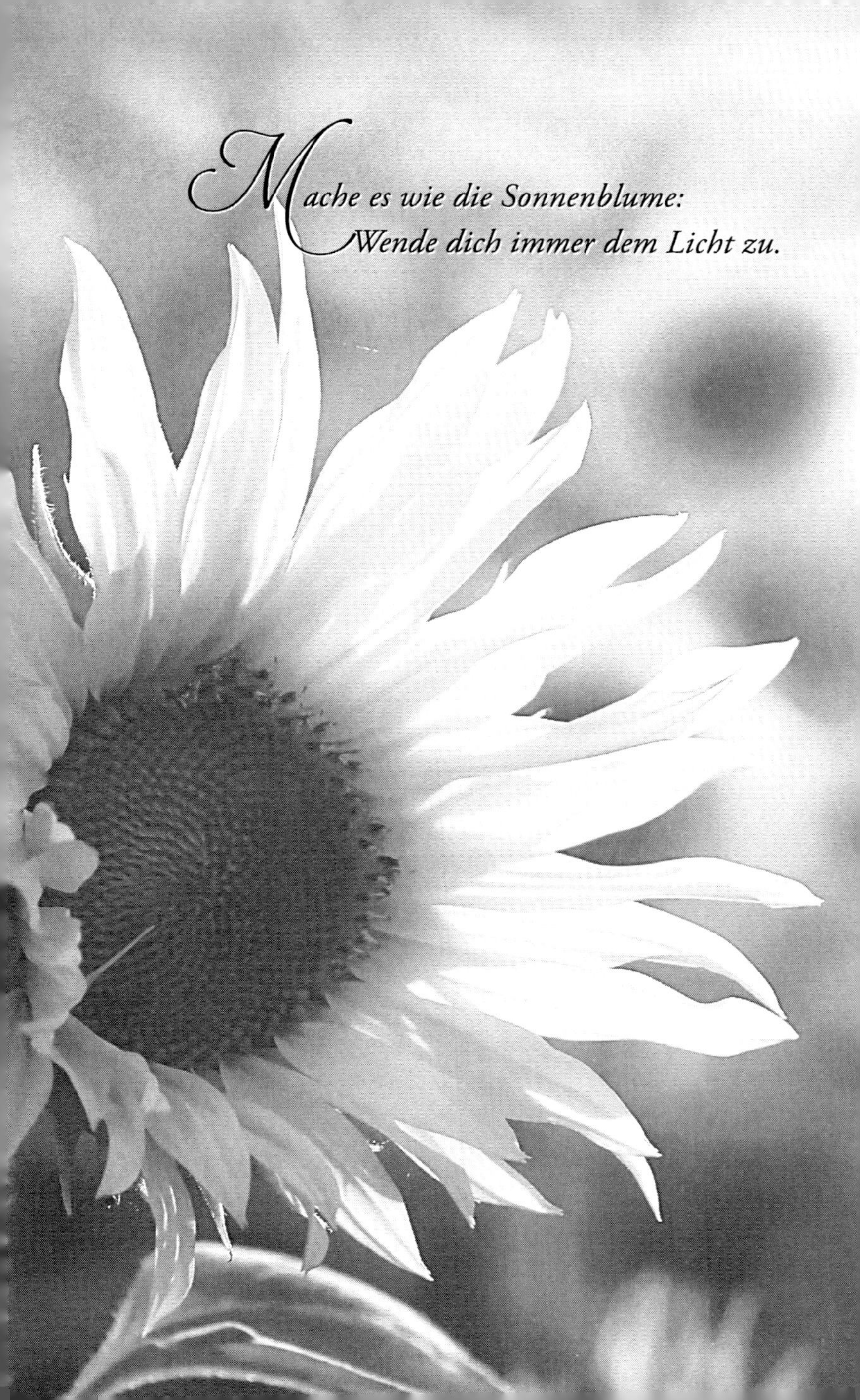
Mache es wie die Sonnenblume:
Wende dich immer dem Licht zu.

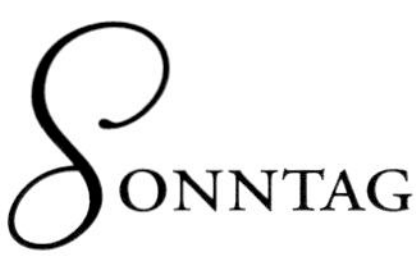

Sonntag

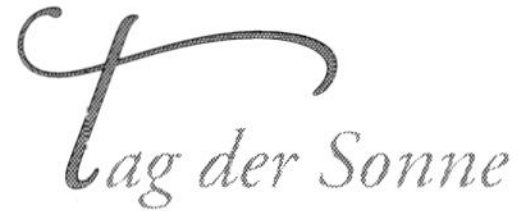

Tag der Sonne

Schon die alten Germanen haben den ersten Tag der Woche der Sonne zugeordnet. Die Sonne war für sie das Symbol des Göttlichen.

Der Sonntag ist der Tag der Ruhe – und darin steckt auch der Neubeginn. Alles was keimen und wachsen soll, hat seinen Ursprung in der Ruhe und in der Geborgenheit. Denken wir an das Kind im Mutterleib, an die Schmetterlinge in den Puppen, an die Samen in der Erde, an die Blumen in den Knospen – alles was wachsen und sich entfalten soll, beginnt vorerst im Dunkeln und im Verborgenen. So haben Sonne und Ruhe viel mit Geburt und Wachstum zu tun – die Sonne erweckt zum Leben – es kommt etwas ans Licht.

Wie die Sonne in der Natur wirkt, so übt sie ihren Einfluss auch auf den Menschen aus – und zwar auf der körperlichen, geistigen und emotionalen Ebene. Jeder kann spüren, wie an einem warmen Sommernachmittag das Denken und die Stimmung träge werden. Man wird müde und zu faul, um konzentriert zu denken oder heftige Emotionen aufzubauen. Nach einer Zeit der Ruhe folgen aber neue Schaffenskraft, neue Ideen und neuer Elan. Früher war der Sonntag ein gesetzlicher Ruhetag und ich denke, viel Stress könnte verhindert werden, wenn wir auch unseren Sonntag wieder zu einem Tag der Ruhe machen würden – einfach wieder einmal nach Herzenslust faulenzen.

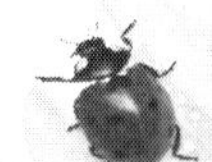

Des Weiteren unterstehen der Sonne Selbstentfaltung und Individualität. Jeder sollte seine ganz persönlichen Neigungen und Talente entfalten und ausüben – dies macht Sinn und macht glücklich. Vielleicht an den Sonntagen ein bisschen Zeit dafür reservieren – oder sonntags seine Ideen aufschreiben und einen Zeitplan erstellen, wann die Umsetzung stattfinden soll – in den nächsten Tagen und Wochen.

Laut der chinesischen Heilslehre unterstehen Herz und Kreislauf dem Element Feuer und damit ist auch die Sonne gemeint. Ein schwaches Herz verursacht oft innere Unruhe und Gefühle wie Freude, Mitgefühl und Liebe können nicht mehr empfunden werden. Probleme mit dem Herzen betreffen immer die gesamte Persönlichkeit. Verschiede Ängste schleichen sich ein, man ist nicht mehr mit dem Herzen dabei. Man passt sich zu viel an und tut lauter Dinge, die einem eigentlich gar nicht entsprechen. Das Leben wird zu einem Pflichten-Marathon. Am Arbeitsplatz kann man sicher nicht immer das tun, wozu man Lust hat, aber wie steht es mit dem Sonntag?

Es ist also wichtig, dass man sich regelmässig Zeit – und dafür eignet sich der Sonntag besonders – für bewusstes Innehalten und Stillwerden einräumt; alle vermeidlichen Verpflichtungen beiseite schiebt und der Musse frönt. Probieren Sie es aus – mit dem allerbesten Gewissen – und geniessen Sie jeden Augenblick bewusst. So werden Sie zu einem sonnenbestimmten Menschen: grosszügig, tolerant und wohlwollend. Gestalten Sie also jeden Sonntag so, dass er für Sie etwas Besonderes wird – ganz nach dem Motto: Ruh'n und etwas Wunderschönes tun.

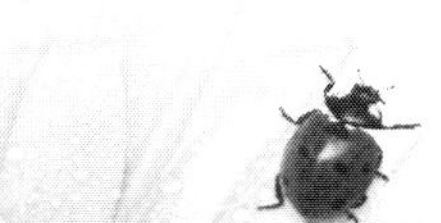

ÜBUNGSREIHE für den *Herz*bereich

Der Sonne werden der Herzbereich, Blutkreislauf und Sauerstoffhaushalt zugeordnet. Verspannungen können sich auch hinter dem Brustbein einnisten und dort die Nerven- und Blutbahnen, die das Herz nähren, im Durchgang hemmen oder gar blockieren. Ist die Energie des Herzens geschwächt, dann ist auch die Hormonproduktion im Herzen reduziert. In der Herzchirurgie konnte man nachweisen, dass betroffene Menschen kaum Freude, Mitgefühl und Liebe empfinden können und zu Depression neigen. Der Begriff *Sonne im Herzen* bringt es auf den Punkt.

Die ersten drei Übungen – **Windrad, Armschwenker, Brusttwist** – lösen Verspannungen im Brustbereich, indem in dieser Region gedehnt und gepresst wird. In der **Klinge** wird der sogenannte Beschützer des Herzens (Meridian) aktiviert, die Mudra in der **Eiche** wirkt beruhigend auf den Herzbereich ein und im **Andreaskreuz** und **Brustexpander** wird der Blutkreislauf angeregt.

Tipps für zwischendurch im Alltag

- Egal wie, wo und wann Sie stehen, sitzen oder liegen: **Öffnen Sie die Arme als wollten Sie die Welt umarmen** und geniessen Sie für einen Augenblick das Gefühl von Weite, Freiheit und Leichtigkeit.
- **Umfassen Sie mit den vier langen Fingern den Kleinfinger der anderen Hand,** damit aktivieren Sie die beiden Meridiane – den sogenannten *Beschützer* und den *Meister* (Ernährer) des Herzens.

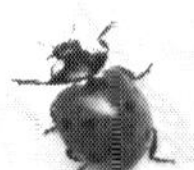

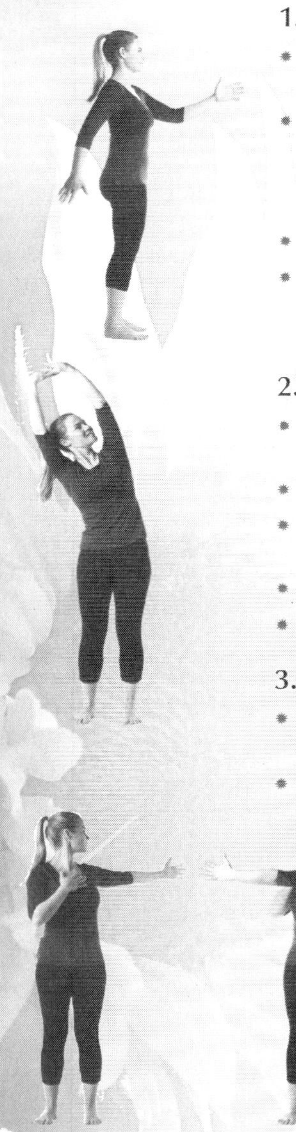

1. Windrad

- Lockerer Stand: den einen Arm nach vorn und den andern nach hinten gestreckt.
- Nun spielen Sie Windrad, indem Sie langsam und rhythmisch mit den Armen Kreise ziehen – der eine geht nach oben und der andere gleichzeitig nach unten.
- Dasselbe in die Gegenrichtung.
- Zum Schluss ca. 6-mal beide Arme seitlich heben, bis die Oberarme die Ohren berühren, und wieder senken.

2. Armschwenker

- Aufrecht stehen mit verschränkten Händen auf dem Kopf.
- Einatmend Arme nach oben strecken.
- Atem anhalten, sich nach rechts und nach links beugen.
- Ausatmen: Hände wieder auf den Kopf legen.
- 4-mal wiederholen.

3. Brusttwist

- Parallel-Stand, linke Hand liegt am Brustbein auf.
- Einatmen, rechten Arm heben.
- Atem anhalten, sich nach rechts und nach links drehen.
- Ausatmen und Arm wieder senken – 4-mal.
- Handstellung wechseln – 4-mal mit linkem Arm.

4. Klinge

- Stand mit Fingerspitzen auf dem Brustbein, Knie leicht gebeugt.
- Einatmen und Arme nach hinten werfen.
- Ausatmen, zurück in die Grundstellung kommen – 6-mal.

5. Eiche

- Sie drücken dabei die Daumen an das Brustbein und sind im Herzen still gesammelt. Etwa 15 AZ* die Stellung halten. Dann Beinstellung wechseln.

Besonnenheit und Friede sollen mein Herz erfüllen.

6. Andreaskreuz

- Sie stehen auf den Fussballen, strecken sich mit offenen Armen der Sonne entgegen und öffnen sich ihrer Kraft. 10–20 AZ.

Dankbar lasse ich mich von Licht, Wärme und Freude erfüllen.

7. Brustexpander

- Aufrecht stehen. Hände im Rücken verschränken, Arme durchstrecken, die Schulterblätter zusammenpressen und sich danach nach vorn beugen und den Leib auf die Oberschenkel legen. Nach ca. 15 AZ in die Hocke gehen und entspannen.

Schlussruhelage

Die Sonne soll meinen Körper beleben,
meinen Geist erhellen,
und meine Seele erwärmen.

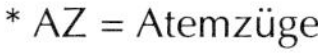

* AZ = Atemzüge

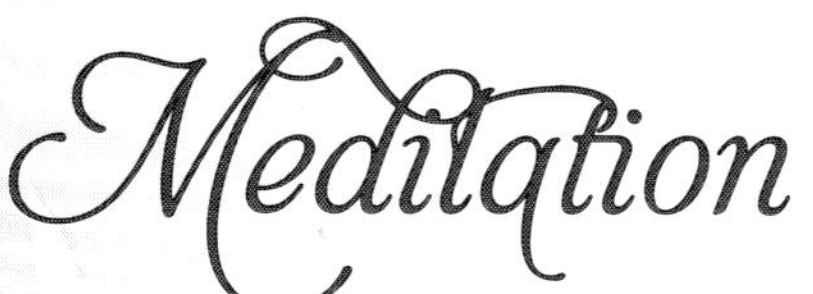

Meditation

Wie die Sonne jede Pflanze mit Energie versorgt, die ihr die Blütenblätter öffnet, so können auch wir uns dem universellen Bewusstsein öffnen und uns von ihm reich beschenken lassen. Wie eine wunderschöne geöffnete Blüte – ein beglückendes Wunder der Natur – kann uns die folgende Meditation viel Freude bereiten und vermehrt Leichtigkeit und Licht in unser Leben bringen.

Setzen Sie sich bequem und mit geradem Rücken hin
oder begeben Sie sich in Ihren Meditationssitz.
Nun machen Sie sechs tiefe Atemzüge.
Bei jeder Einatmung richten Sie sich noch mehr auf;
währendem Sie ausatmen, lassen Sie jede Spannung los:
in Gesicht, Schultern, Armen, Brust, Rücken,
Becken und Beinen.
Stellen Sie sich danach im Geiste folgendes Bild vor:
Sie sitzen unter der strahlenden Sonne. Auf Ihrem Kopf
befindet sich eine offene Blüte.
Einatmend nehmen Sie das einströmende Licht auf.
Sie lassen sich in der Atempause davon erfüllen und während
der Ausatmung verströmen Sie es durch Ihr Herz in Ihre
Umwelt.
Beenden Sie die Meditation mit einem grossen Dankeschön
für alles was uns das universale Bewusstsein in jedem
Augenblick des Lebens schenkt.

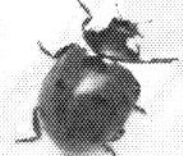

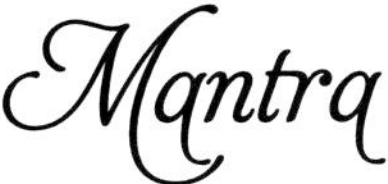

Mantra

Ich öffne mich der göttlichen Freude,
lasse mich davon erfüllen und strahle sie durch mein Herz
hinaus in die Welt.

Sie können auch etwas anderes einsetzen,
das für Sie zurzeit wichtig ist, beispielsweise heilende Kraft,
Licht, Liebe, Frieden …
oder Sie können heilende Kraft einem lieben Mitmenschen
zukommen lassen.

Mudra

Ihre Hände liegen wie offene Blumen
auf den Oberschenkeln auf.

Dadurch werden die Herz-Meridiane
und die Hand-Chakras aktiviert.

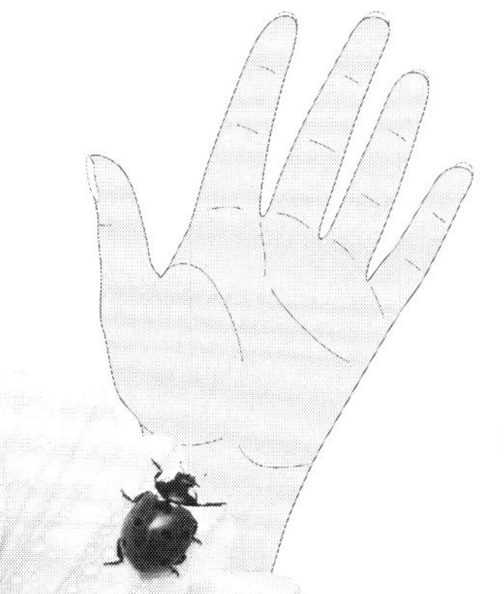

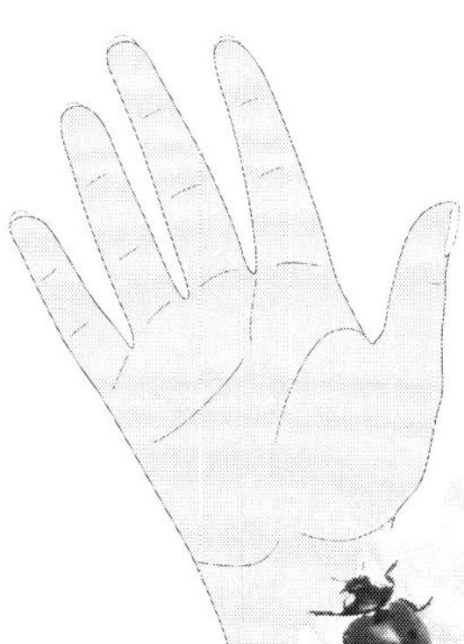

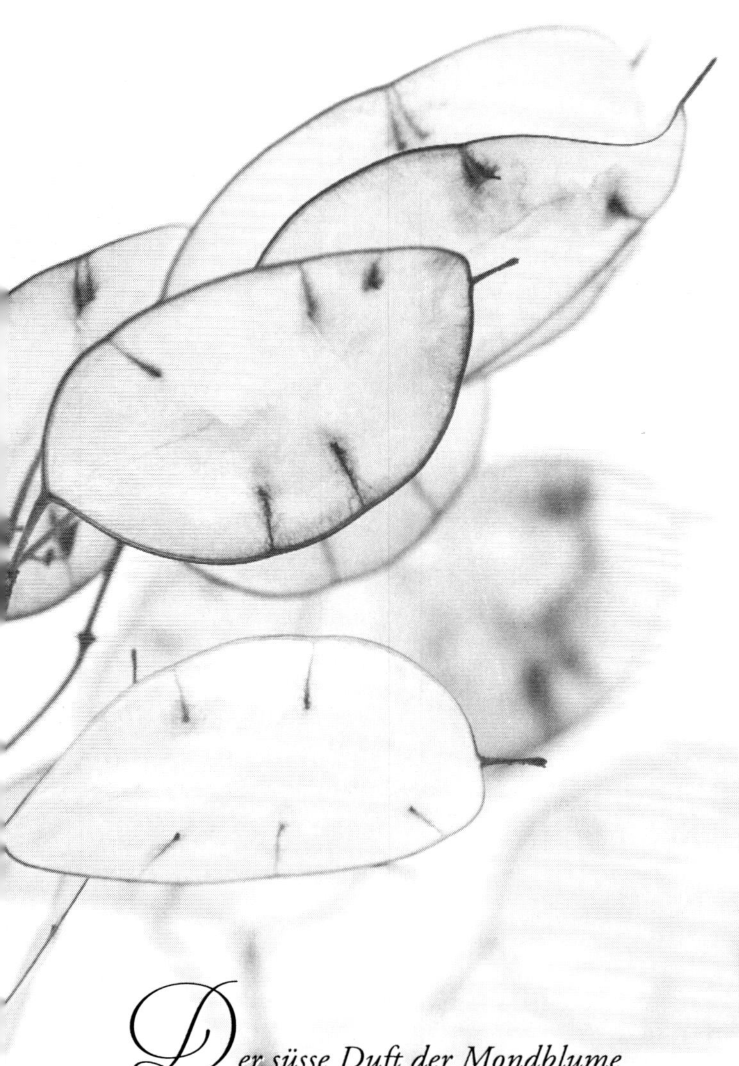

Der süsse Duft der Mondblume
möge dich in dunkler Nacht betören.

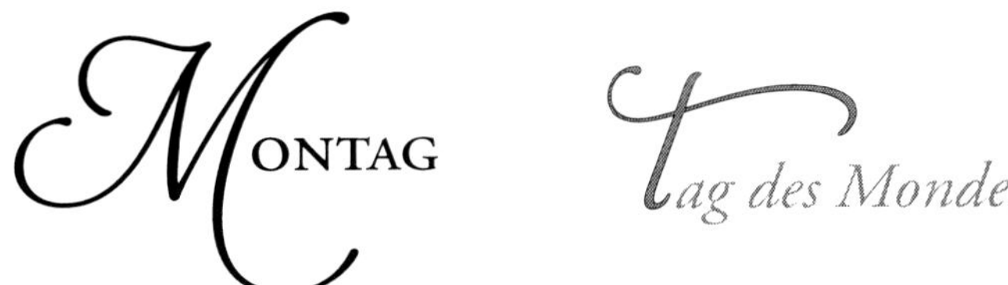

Montag – Tag des Mondes

Montag – Mond-tag, der Name sagt es bereits, dieser Tag wird dem Mond zugeordnet. Wie der Mond kein eigenes Licht erzeugt, sondern nur das der Sonne reflektiert, besitzt auch der Montag oft wenig eigenen Glanz; und man spricht auch vom blauen Montag oder Monday-Blues. Wenn man also am Montag noch nicht voll auf Draht ist, so entspricht das der tieferen Symbolik des Tages. Der Mond bewirkt viel; und es gibt nichts auf Erden, das nicht direkt oder indirekt vom Mond beeinflusst wird. Er bewegt die Meere, bestimmt das Pflanzenwachstum, das Verhalten der Tiere und wirkt natürlich auch auf Körper, Geist und Seele des Menschen. Er spricht tiefste Seelenschichten an. Traumas aus frühster Kindheit können bei bestimmter Mondstellung wieder emporsteigen oder verdrängte Gefühle kommen ans Licht. Bei Vollmond wird auch mehr geträumt, dabei können belastende Muster aus dem Unterbewusstsein auftauchen und aufgelöst werden.

Dem Mond wird das Weibliche, das in jedem Menschen wohnt, zugeordnet. Eine besondere Fähigkeit des Weiblichen ist die Anpassung, das stille Erdulden, ebenso die Geduld und die Fähigkeit, das Gefühl der Geborgenheit zu erzeugen.

Noch ein Wort zur Anpassung, die heute eher verpönt ist: Auf lange Sicht kommt man oft weiter, wenn man sich einer ausweglosen Situation anpasst und einfach das Beste daraus macht.

Melancholie und Launenhaftigkeit werden ebenfalls vom Mond beeinflusst. Oft kann man aber unangenehme Stimmungen überbrücken oder sogar auflösen, wenn man sie sich ehrlich eingesteht oder wenn man sich innerlich davon distanziert. „Ich bin zwar miserabler Laune, aber dadurch lasse ich mir nicht den Tag verderben."

Der Montag eignet sich, um den Erinnerungen zu frönen – einfach so, weil sie schön sind; oder indem man sich fragt, welche Erfahrungen habe ich damit gemacht und welche Lehren kann ich daraus ziehen. Wie oft werden ärgerliche und belastende Erlebnisse, die man über das Wochenende machte, nie analysiert und man tappt immer wieder in die gleichen Fallen. Man trifft sich mit Menschen, die man gar nicht mag, man beschäftigt sich mit Sachen, die einem gar nicht liegen oder man verreist, obwohl … – die Liste ist endlos. So nicht – montags wird genau analysiert und die neuen Pläne sehen anders aus – neue Pläne für das kommende Wochenende, die uns entsprechen und guttun.

Der Montag eignet sich auch für Reinigungsarbeiten mit Wasser. Machen Sie daraus ein Reinigungsritual – vergeben Sie allen (auch sich selbst) und wo immer Sie können, nur so heilen alte Verletzungen – nur so werden Sie frei. Vielleicht fällt es Ihnen aber so schwer, dass Sie schlicht und einfach nicht vergeben können – dann bitten Sie das Göttliche um Hilfe – das geht und es wirkt – ich spreche aus Erfahrung. Sie können also am Montag ruhig ein bisschen leiser treten oder gar in schönen Erinnerungen oder süsser Melancholie schwelgen und auf den Dienstag warten – da sieht alles wieder anders aus.

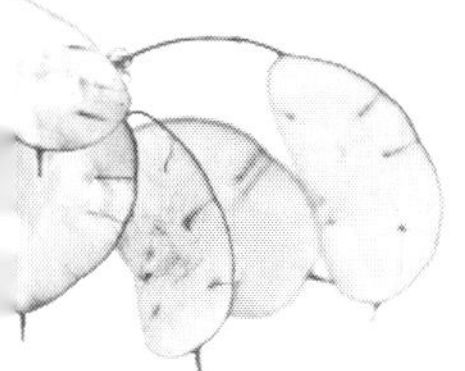

ÜBUNGSREIHE für den *Becken*bereich

Dem Mond wird der körperliche Wasserhaushalt (Lymphsystem, Milz, Blase und Nieren) zugeordnet. In der folgenden Übungsreihe werden die Bereiche der Lymphknoten gedehnt und gepresst und die Durchblutung und Entspannung im Beckenbereich gefördert. Viele unbewusste Verspannungen nisten sich im Beckenraum ein, behindern die Arbeit der Därme und verursachen Unwohlsein oder gar Schmerzen während der Menstruation.

Im **Bambus** wird im Bauchraum gepresst und gedehnt; im **Schmetterling** wird im Beckenboden und rund um die Geschlechtsorgane und deren Hormondrüsen gelockert; bei den Übungen **Seitenbeuge, Breirühren, Drehsitz** wird gepresst und gestaut; und im **Krokodil** wird jede Spannung wieder gelöst. Diese Krokodil-Variante ist eine der besten für die weiblichen Geschlechtsorgane. In der **Kerze** wird dann zum Abschluss die Durchblutung des Beckens nochmals optimiert.

Tipps für zwischendurch im Alltag

- **Wenn Sie abends lesen oder fernsehen – setzen Sie sich zwischendurch in die Schmetterlingshaltung –** Sie können dabei die Füsse fassen oder die Hände hinter dem Gesäss aufstellen.
- **Umfassen Sie zwischendurch mit den vier langen Fingern den Kleinfinger** (Dünndarmmeridian) oder den Zeigefinger (Dickdarmmeridian) der anderen Hand.

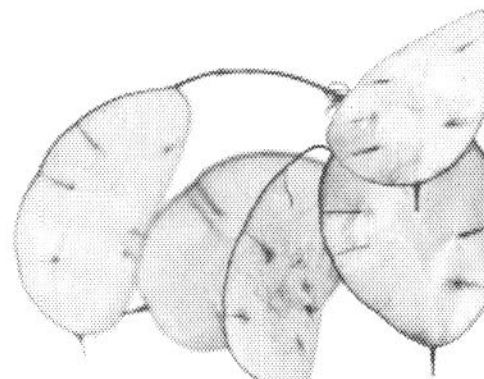

1. Bambus

Fersensitz (wenn es geht mit aufgestellten Zehen)

- Einatmen und dabei Arme heben.
- Atem anhalten und sich kräftig nach oben durchstrecken.
- Ausatmen, sich nach vorn beugen.
- Einatmen und sich wieder aufrichten.
- Atem anhalten, Finger hinten aufstützen – Gesäss heben.
- Ausatmen – Gesäss senken.
- Das Ganze 6-mal wiederholen.

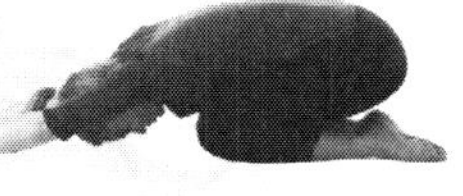

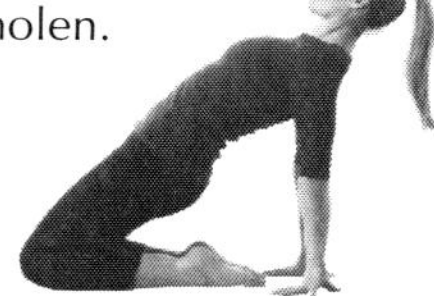

2. Schmetterling

- Mit den Knien wippen und dabei die lösende und entspannende Vibration im Becken wahrnehmen. Bleiben Sie locker und lassen Sie es sich wohl sein.

3. Seitenbeuge

- Einatmen, linke Hand aufstützen und rechten Arm nach oben strecken.
- Atem anhalten, die rechte Seite durchdehnen und sich nach links beugen.
- Ausatmen, Arm senken und sich wieder aufrichten.
- Dasselbe mit der anderen Seite – 4-mal.
- Die Beinstellung wechseln und nochmals 4-mal.

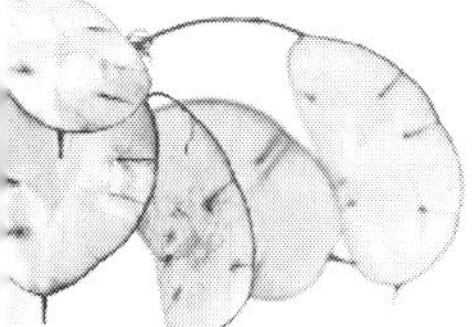

4. Breirühren im Hexenkessel

- Vor Ihnen steht ein grosser Kessel auf einem Feuer. Darin rühren Sie Ihr Zaubersüppchen, rechts herum und links herum – Je 6-mal. Achtung am Rand brennt es gerne an, holen Sie also weit aus☺!

5. Drehsitz

- Gebeugtes Bein fest an den Leib drücken und die Eigenwärme erspüren. 10 AZ in der Stellung bleiben. Dann die andere Seite üben.

  Ich übe Rücksicht, Umsicht und Vorsicht.

6. Krokodil

Rückenlage, Füsse aufgestellt, Beine gegrätscht, Finger am Schädeldach.

- Ausatmen, die Knie zur einen Seite senken.
- Einatmen, Beine wieder aufstellen.
- Ausatmen, die Knie zur andern Seite senken.
- Das Ganze mehrmals wiederholen.
- Danach die Knie zur Brust ziehen und umarmen.

  Ich bin offen und lasse das Gute geschehen.

7. Kerze

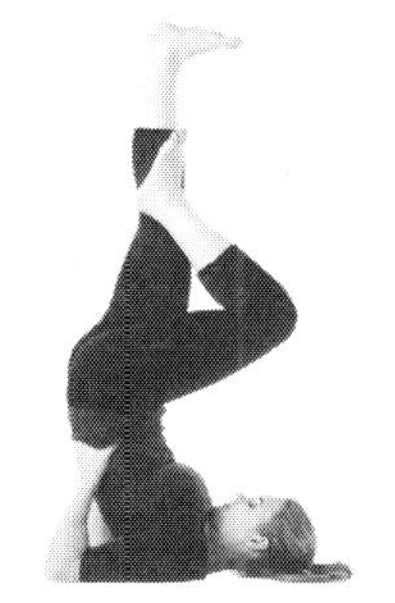

- Zuerst die Beine einige Mal im Wechsel beugen und strecken (radfahrend).
- Danach bewegungslos 10 – 20 AZ in der Stellung bleiben.

  Meine Tiefe ist mit dem Höchsten verbunden.

Schlussruhelage

Ruhe und Kraft wünsche ich mir in Körper, Geist und Seele.

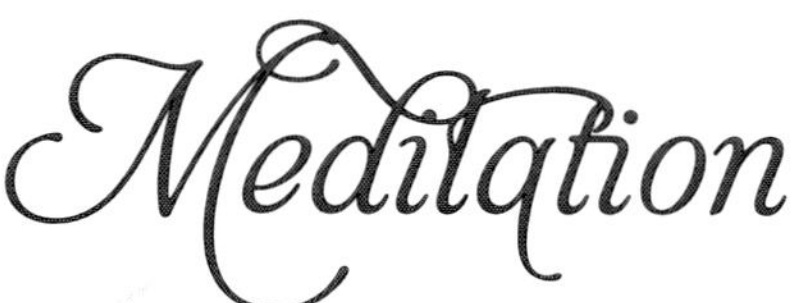

Meditation

Dem Mond wird das Element Wasser zugeordnet – Symbol für den Gefühlsbereich und das Unterbewusstsein. Muster, die sich in der Vergangenheit im Unterbewusstsein eingeprägt haben – negative Erinnerungen, Vorstellungen, Stimmungen – können uns das Leben schwer machen. Die folgende Meditation wirkt reinigend und kann von Sorgen, Belastungen, Drückendem oder Schwächen befreien.

Setzen Sie sich bequem und mit geradem Rücken hin oder begeben Sie sich in Ihren Meditationssitz. Nun machen Sie sechs tiefe Atemzüge. Bei jeder Einatmung richten Sie sich noch mehr auf; währendem Sie ausatmen, lassen Sie jede Spannung in Gesicht, Schultern, Armen, Brust, Rücken, Becken und Beinen los.

Stellen Sie sich nun bildlich vor: Sie sitzen am Meer. Beim Einatem lassen Sie das Wasser auf sich zukommen und Ihr Becken warm und weich umspülen. Beim Ausatem fliesst die Welle wieder zurück, alles was Sie belastet übergeben Sie ihr – in Form von dunklen Rauchwolken, die aus Ihrer Brust und Bauch kommen. – Es sind Erinnerungen, die Sie belasten, Sorgen, Schmerzen, Nervosität und Verspannungen – und, und, und. Lassen Sie in Liebe und Achtsamkeit Alles los. Beobachten Sie, wie mit jeder Welle alles, was Sie belastet, zurück ins Meer fliesst und verschwindet. Lassen Sie innere Freiheit und Leere zu. Machen Sie Platz für das Neue und Gute, das Ihre innere Leere wie ein Vakuum anziehen wird.

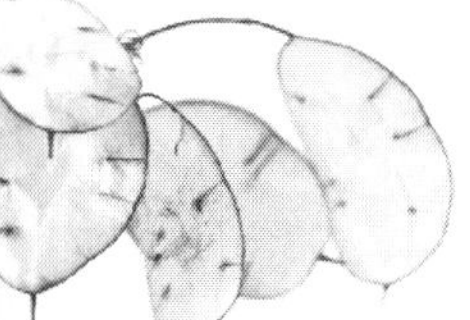

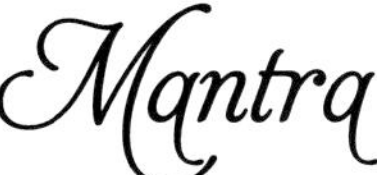

Alles was mich belastet, ob es mir bewusst ist oder auch nicht,
lasse ich in Liebe los.
Ich überlasse es dem Meer der Heilung.

Verändern Sie den Leitsatz, wenn nötig, bis er für Sie passt.

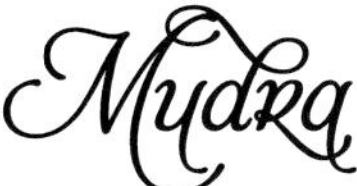

Ihre Hände liegen locker auf den Oberschenkeln, die Finger sind verschränkt, ausser den Zeigefingern, diese liegen aneinander und zeigen zum Boden – Verbrauchtes abfliessen lassen.

Die Daumenkuppen liegen bei dieser Mudra auf zwei bedeutenden Ausscheidungspunkten, die dadurch angeregt werden. Die Berührung der Zeigefingerkuppen aktiviert die Dickdarmenergie.

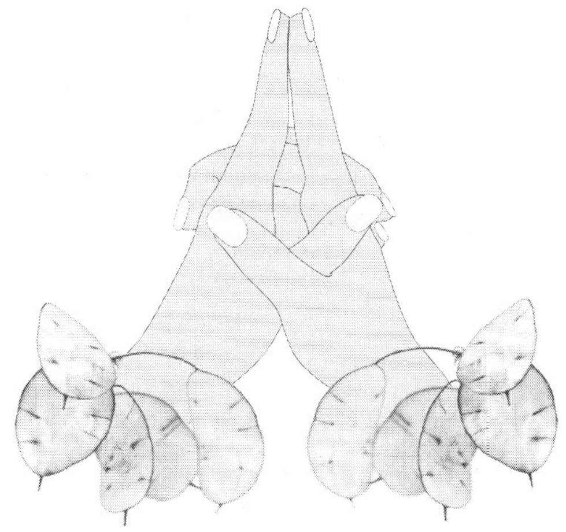

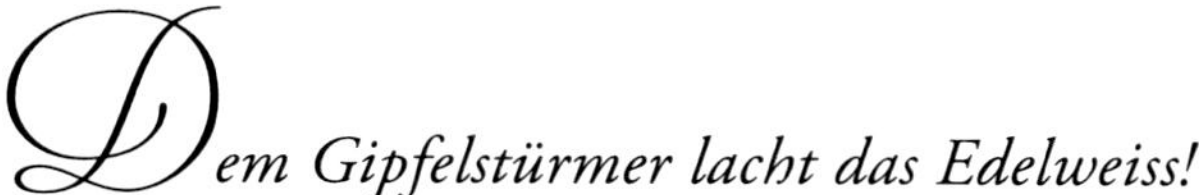
Dem Gipfelstürmer lacht das Edelweiss!

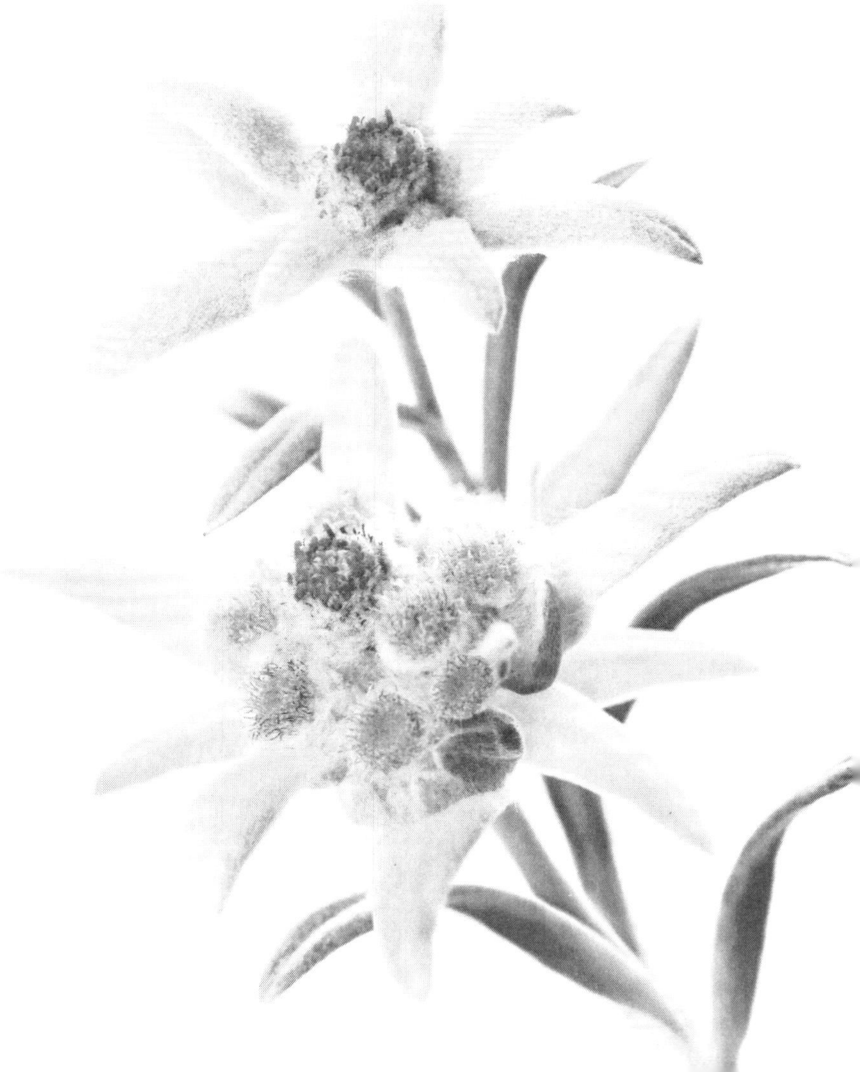

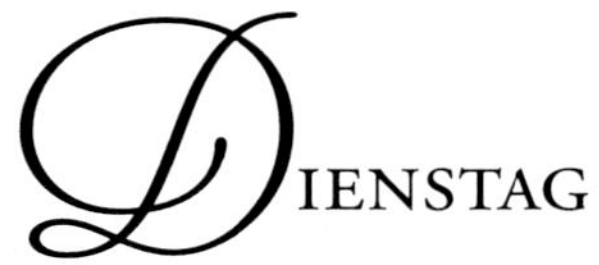

IENSTAG

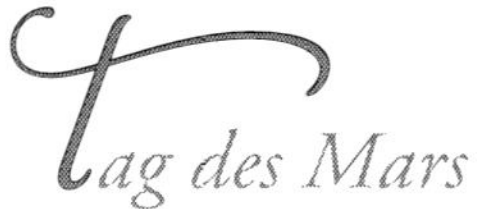

Die alten nordischen Völker haben diesen Tag ihrem Kriegsgott Tyr/Ziu (leuchtender Gott) geweiht; die Römer sahen in ihm ihren Kriegsgott Mars und die Griechen Ares. Er war auch Gott der Volksversammlungen, und noch heute werden viele landwirtschaftliche Markttage am Dienstag abgehalten.

Mars verkörpert die treibende Kraft des Menschen, die zum Ausdruck und zum Handeln drängt. Sie ist an sich neutral, wir entscheiden selbst, wofür wir sie einsetzen. Sie treibt zur körperlichen Bewegung an, liebt ein gesundes Mass an Stress, d. h. die Herausforderung, den Wettbewerb, den Kampf an sich. Mars will sich einbringen; er will, dass Talente und Begabungen zum Ausdruck gebracht werden, dass der Mensch zeigt, was er kann und was er will. Der Mensch muss ihm Raum geben, ihm Aufgaben übertragen, sonst sucht er sich selbst sein Betätigungsfeld. Das kann soweit gehen, dass er den Menschen zu etwas veranlasst, was er gar nicht will.

Die Marskraft kann zum Erreichen vieler Ziele eingesetzt werden: körperlich – beispielsweise im Sport und bei den Kräftigungsübungen des Yoga. Im geistigen Bereich fördert sie die Konzentration, das Lernen, den Willen, das Durchsetzungsvermögen und verhilft zu schnellen Entscheidungen. Auf der seelischen Ebene schenkt sie Begeisterung (man ist entflammt), Mut, Abenteuerlust und Selbstvertrauen. Im negati-

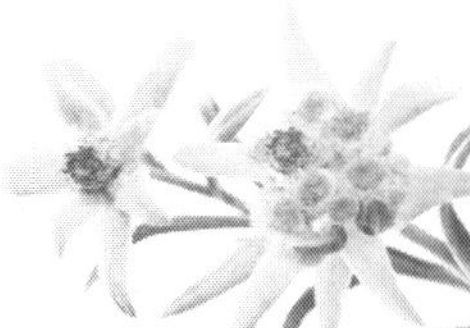

ven Sinne ist die Marskraft verantwortlich für Jähzorn, Ärger, Kritiksucht, Ungeduld, Aggression und Übertreibungen aller Art. Auch der Sinn für Gerechtigkeit gehört zum Mars und gegebenenfalls das Kämpfen dafür. Er stärkt ausserdem unsere Fähigkeit, selbst zu entscheiden, wieviel Fremdbestimmung wir zulassen.

Der Dienstag kann also unser produktivster Arbeitstag sein – der Tag, an dem wir an unsere Grenzen gehen und Herausforderungen sogar geniessen. Dienstag ist auch der ideale Tag für intensiven Sport oder Power-Yoga. Sind wir uns dieser Kraft bewusst, und setzen wir sie gezielt ein, bereichert sie unser Leben auf allen Ebenen.

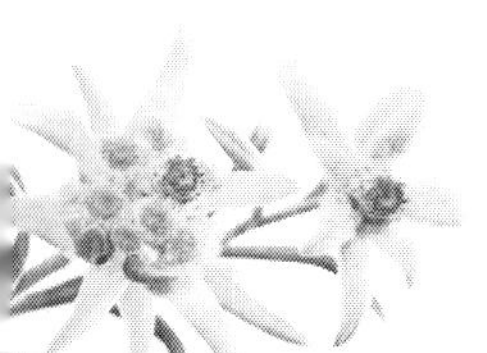

ÜBUNGSREIHE für den inneren *Antrieb*

Dem Mars werden das Blut, Galle, Leber, Muskulatur und die männlichen Geschlechtsorgane zugeordnet. Die folgende Übungsreihe stärkt die Muskulatur im Rücken, in den Schultern, Armen, Beinen, Rumpfvorderseite und da speziell im Bauch. Die Kraft in den Muskeln wirkt sich auch auf das seelisch-geistige Befinden des Menschen aus. Sie fördert den Durchhaltewillen, die Lust, die Ausdauer und das Selbstvertrauen. Und ganz wichtig – sie hebt die Stimmung☺. Weiter wird in dieser Übungsfolge der innere Antrieb geweckt, da Kreislauf- und Gallenblasen-Meridian angeregt werden.

Treten am Ort wärmt auf und wirkt regulierend auf den Blutdruck; die **Seitendehnung** aktiviert die anregenden Meridiane. In der **Drehung**, dem **Stuhl, Hund, Paddelboot** und der **Brücke** werden immer wieder andere Muskelpartien angesprochen und gekräftigt. Es ist rundum ein Kräftigungsprogramm.

Tipps für zwischendurch im Alltag

- **Achten Sie vermehrt auf Ihre Haltung** im Sitzen und Stehen – aufrecht, zentriert und Schultern locker.
- **Achten Sie auch auf Ihre Gangart** – diese sollte, in einem ausgeglichenen Rhythmus, Tempo und kraftvoll sein.
- Nehmen Sie jede Gelegenheit wahr, sich körperlich zu betätigen.

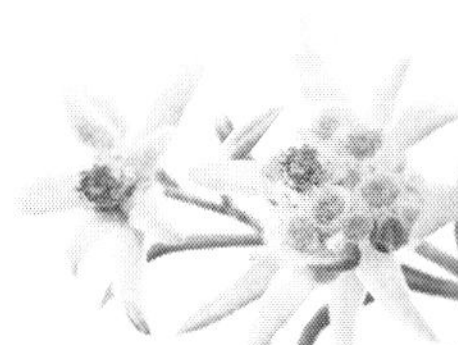

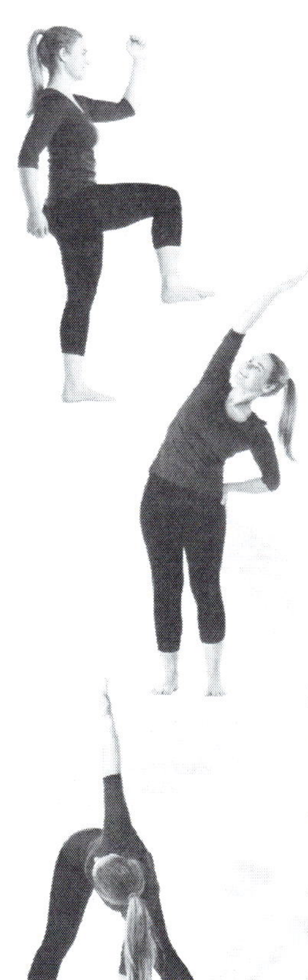

1. Treten am Ort

- Das eine Knie und den anderen Ellenbogen kräftig hochziehen. Das Ganze wechselweise mehrmals mit Schwung wiederholen – bis Ihnen warm ist – lächeln!

2. Seitendehnung

- Einatmen: linke Hand aufstützen und rechten Arm nach oben strecken.
- Atem anhalten, die rechte Seite durchdehnen und sich nach links beugen.
- Ausatmen: Arm senken und sich wieder aufrichten.
- Jede Seite 4–6-mal.

3. Drehung

- Stand mit gegrätschten Beinen und aufgestützten Fingern.
- Einatmen, den einen Arm zur Decke strecken.
- Ausatmen, Arm wieder senken.
- 6–8-mal im Wechsel wiederholen.
- Danach einatmend beide Arme heben und zur Seite strecken; ausatmend Hände auf dem Boden wieder abstützen – 4-mal.

4. Stuhl

- Die Ellenbogen werden mit den Händen gefasst. Einatmend die Arme anheben und ausatmend wieder senken – 4-mal wiederholen. Danach solange wie möglich die Stellung halten. Zum Schluss den Leib auf die Oberschenkel legen und mit den Händen nach vorn gehen – direkt in die folgende Hundeposition kommen.

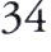

5. Hund

- Arme und Beine so gut wie möglich durchstrecken, Fersen und Handballen kräftig auf den Boden pressen und das Gesäss himmelwärts strecken. Zeigen Sie sich die Kraft, die in Ihnen steckt. Dabei knurren wie ein Hund – das tut gut. So lange bleiben wie es geht.

  Meine Kraft entwickelt sich von Moment zu Moment.

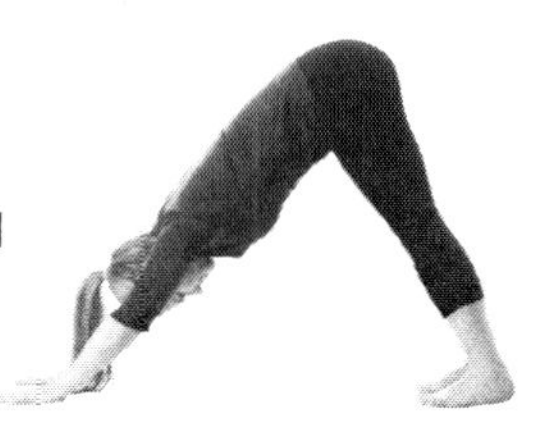

6. Paddelboot

- Sie stützen sich auf die Unterarme und halten die Beine angezogen. Nun das eine Bein zuerst senkrecht und danach waagrecht strecken. Knie wieder beugen und anziehen. Dasselbe mit dem anderen Bein. Das Ganze im Wechsel 6–10-mal wiederholen.

  Herausforderungen packe ich mit Elan und Freude an.

7. Brücke

Die Chinesen nennen sie „Energiepumpe".

- In der Stellung die Gesässmuskeln beim Einatem kräftig anziehen und beim Ausatem wieder entspannen. Immer wieder … Ihre Wirbelsäule ist dabei wie ein feuriges Eisen, das sich in der Wärme krümmt. Bleiben Sie in der Stellung solange Sie können.

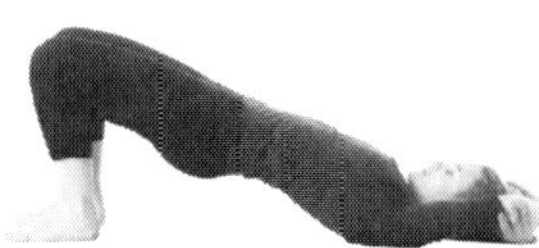

Schlussruhelage

Ich bin mir meiner Stärke im Körper, im Geist und in der Seele bewusst.

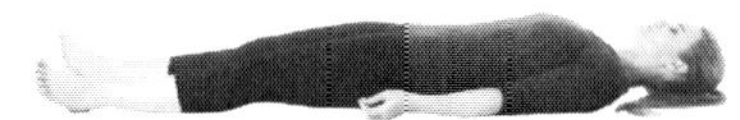

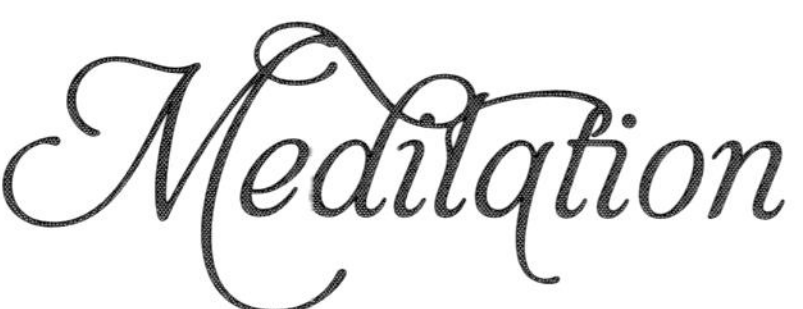

Meditation

Dem Mars wird das Element Feuer zugeordnet. Dem Feuer entsprechen die Körpertemperatur und das Temperament, darauf weist auch die Sprache hin: Er hat ein feuriges Temperament – ist heissblütig, ausgebrannt, ein Hitzkopf usw. Der folgenden Meditation liegt eine besondere Lebensphilosophie zugrunde. Egal wie hoch und steil der Berg sein mag (unsere täglichen Herausforderungen), mit der richtigen Einstellung und Gangart erreicht man den Gipfel auf alle Fälle.

Setzen Sie sich bequem und mit geradem Rücken hin oder begeben Sie sich in Ihren Meditationssitz. Nun machen Sie sechs tiefe Atemzüge.

Stellen Sie sich nun Folgendes bildlich vor:

Sie stehen am Fusse eines Berges und machen sich auf den Weg nach oben. Sie gehen bedächtig und bewusst Schritt für Schritt und passen das Tempo der Steigung und der Beschaffenheit des Weges an. Die Steigung ist mässig, denn der Weg führt um den Berg herum. Sie kommen an dunkeln Felsen vorbei, überqueren Schluchten und durchwandern wunderschöne Wiesen. Regelmässig schalten Sie Pausen ein und erfreuen sich an der Aussicht. – Integrieren Sie die Weisheit dieses Bildes in die Vorgehensweise, wie Sie Ihre täglichen Herausforderungen anpacken und bewältigen wollen – so werden Sie zum Gipfelstürmer – und was macht der, wenn er das Ziel erreicht?

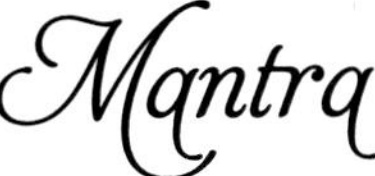

Mantra

Mein Feuer stärkt und erhitzt jede Zelle meines Körpers, erwärmt mein Herz und erhellt meinen Geist.

Verändern Sie den Leitsatz, wenn nötig, bis er für Sie passt.

Mudra

Sie umfassen mit der rechten Hand den Mittelfinger der linken und legen den rechten Daumen in die Handmitte der linken Hand. Nach einer Weile den anderen Mittelfinger halten.

Durch den Mittelfinger verlaufen zwei antreibende Energiebahnen (Kreislauf- und Gallenblasen-Meridian), die durch das Halten des Fingers angeregt werden.

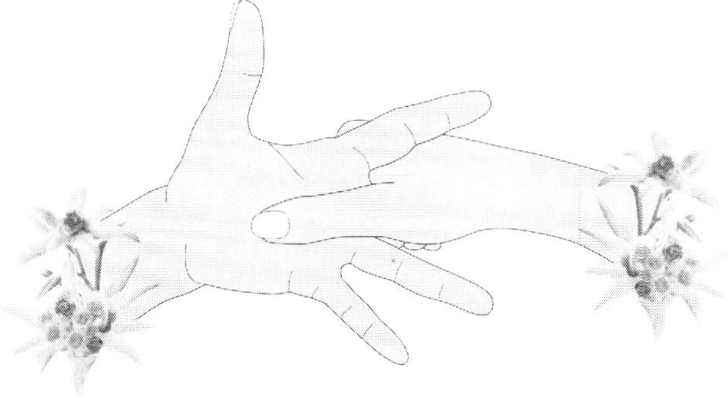

*Glücklich und klug ist,
wer die Balance hält!*

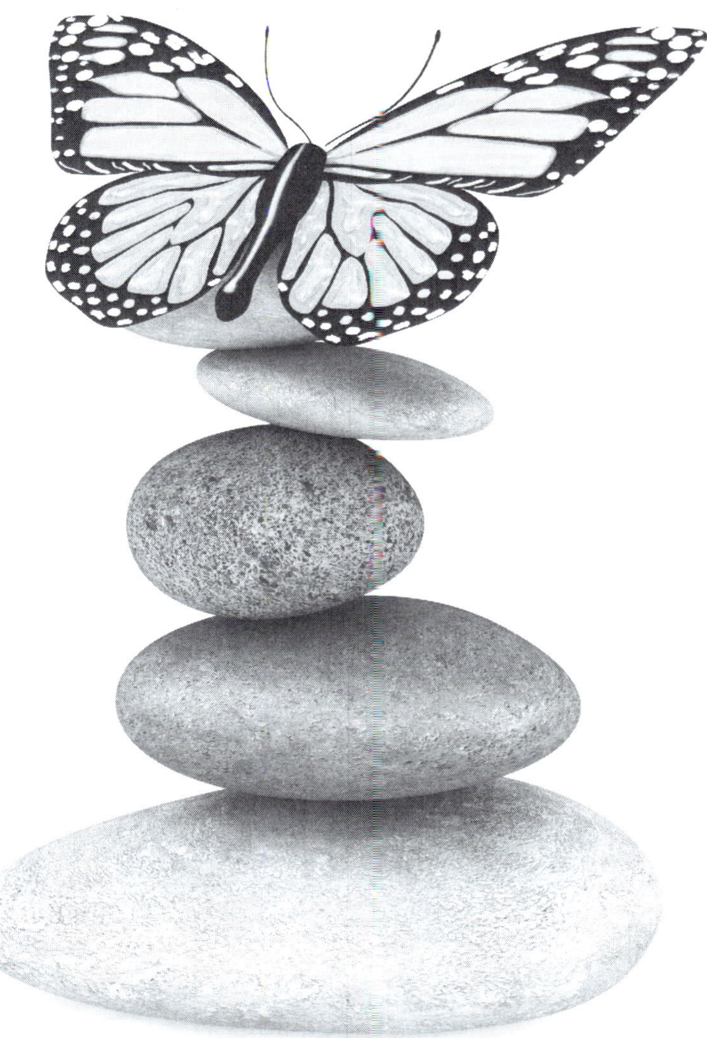

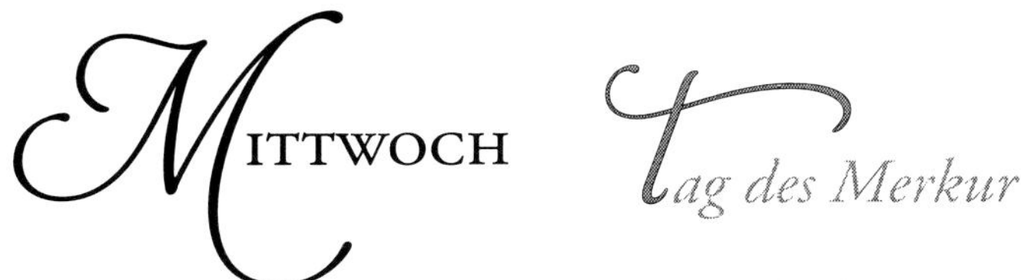

Mittwoch – Tag des Merkur

Die Germanen weihten den Mittwoch ihrem höchsten Gott Odin oder W(u)otan. Leider liess sein Charakter etwas zu wünschen übrig. Er zettelte Kriege an, war ein Intrigant, ein raffinierter Lügner und Betrüger. Er war auch der Kultgott von Männerbünden und Vermittler von visionär-ekstatischer Bewusstseinserweiterung. Er steht für Unruhe, Wandel und zerstörerische und schöpferische Grenzüberschreitung; ihm unterstanden zudem Dichtkunst und Handel.

Auch beim Merkur, der später Odin ablöste, finden wir diese Charakterzüge. Ihm sind Sprache und Verstand zugeordnet, strukturiertes Denken, erkennendes Unterscheiden, vergleichendes Beobachten, Erfassen des Wesentlichen. Als „innerer Ökonom" findet er schnell heraus, wie mit kleinstem Aufwand der grösste Effekt erzielt werden kann (persönlich liebe ich das besonders ☺).

Er erkennt und benennt, gibt den Dingen die Namen. Er symbolisiert im Allgemeinen wie im Besonderen die wunderbare Kraft des Denkens.

Nachdenken kann zu höchsten Erkenntnissen führen, aber negativ eingesetzt, ebenso ins Grübeln ausarten. Das endlose Wälzen und Zerlegen von Problemen, ohne nach einer Lösung zu suchen, lässt einen nur noch tiefer in Verstrickungen und Hoffnungslosigkeit fallen. Viele negative Erscheinungen und Ereignisse haben ihre Ursache in „falschem" und einseitigem

Denken – bei der nur die linke Gehirnhälfte im Spiel ist – analytisch, gefühlslos, kalt, berechnend.

Mittwoch ist der Tag mitten in der Woche – aber ist es auch der Tag der goldenen Mitte beziehungsweise der Balance und des richtigen Masses? Paracelsus brachte es auf den Punkt, indem er sagte: Alles ist eine Frage der Dosierung – das beste Heilmittel kann zu Gift werden, wenn die Dosierung, bzw. das Mass nicht stimmt. Dies gilt für alles, was wir in unserem Leben tun und lassen. Wenn wir uns zu viel abverlangen, zu viel wollen, zu viele Sachen gleichzeitig planen, uns von Ablenkungen tyrannisieren lassen oder dem verflixten Multitasking verfallen, dann verursacht all das Stress und vermiest uns das Leben. Wenn wir aber im Gegenteil von uns nichts mehr abverlangen, nichts mehr wagen, die Zeit vertrödeln mit Nichtigkeiten, dann stellen sich Unterforderung und eine gähnende Langeweile ein; und auch das macht uns unglücklich. Es geht also darum, dass wir immer wieder die nötige Balance suchen und finden. Dies wird wohl ein lebenslängliches Projekt sein; und haben wir die Balance geschafft, gibt uns diese wieder neuen Aufwind – ganz im Sinne des luftigen Merkur.

Für die Gestaltung des Mittwochs bedeutet dies, dass Sie Ihre Aufgaben und Verpflichtungen genauer anschauen und sich überlegen, wo Sie eventuell mit weniger Aufwand mehr erreichen oder wo Sie Sachen vereinfachen können – warum kompliziert, wenn es einfach auch geht oder eben: Weniger kann mehr sein.

ÜBUNGSREIHE für geistige Frische

Unser Denken wird massgebend davon beeinflusst, ob beide Gehirnhälften aktiv sind und synchron zusammenarbeiten. Gesund, zufrieden und glücklich sind wir nur, wenn wir ganzheitlich denken; das heisst: klar, konzentriert, mitfühlend, kreativ und visionär. Viele Übungen des Yoga können zum Gehirntraining eingesetzt werden, denn sie synchronisieren die beiden Gehirnhälften. Die folgende Übungsreihe bringt geistige Frische und regt die Glückshormonproduktion an.

Im sogenannten Brain-Gym, entwickelt von Paul und Gail Dennison, werden für eine aktive Gehirntätigkeit die **Überkreuzübung** und Gleichgewichtsübungen wie **Kreuzstand** und **Kleine Katze** empfohlen. Im **Kriechgang** und **Brustbeweger** wird im Wirbelsäulenbereich, und damit auch in den Hauptnervenbahnen, gelockert und massiert, im **Kaninchen** die Kopfdurchblutung optimiert und im **Ruhenden Frosch** das Stirnzentrum angeregt, wo sich laut der Yogis der Sitz der höheren Erkenntnis befindet. Zusätzlich wirkt der **Ruhende Frosch** wie alle Vorbeugen beruhigend und entspannend.

Tipps für zwischendurch im Alltag

- Vor jeder geistigen Tätigkeit Hände reiben, klatschen und klopfen – dies ist anregend und bringt geistige Frische.
- Arbeiten Sie immer in gut durchlüfteten Räumen!
- Das Glas Wasser am Arbeitsplatz ist ein Muss!
- Power-Mudra: Hände verschränken und an den Hinterkopf legen – Ellenbogen nach hinten drücken und mehrmals tief durchatmen – auch das tut gut.

1. Überkreuzübung

Stand mit hängenden Armen:

- Einatmen, das rechte Bein nach hinten und den linken Arm nach oben strecken.
- Ausatmen, rechtes Knie anbeugen und den linken Ellenbogen auf das Knie tupfen.
- Das Ganze im Wechsel 6–10-mal wiederholen.

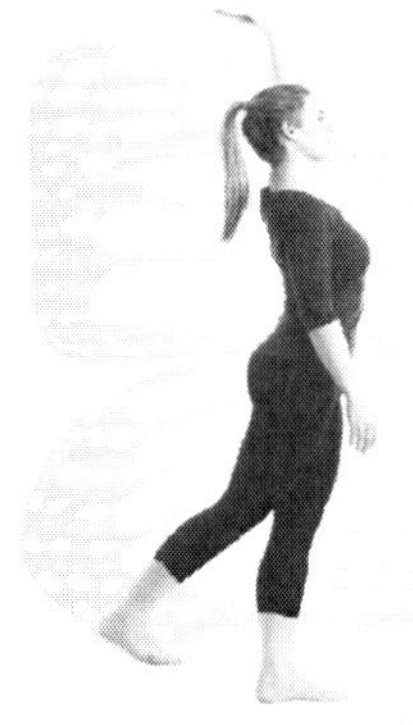

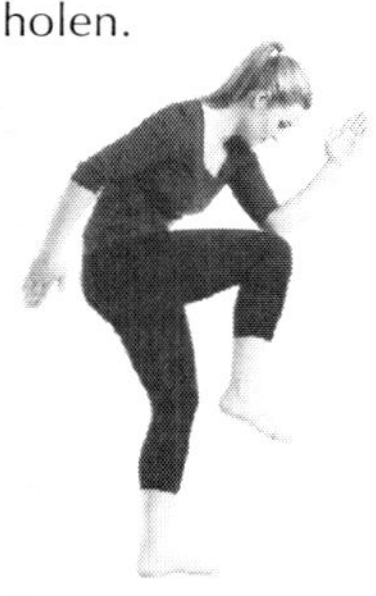

2. Kreuz-Stand

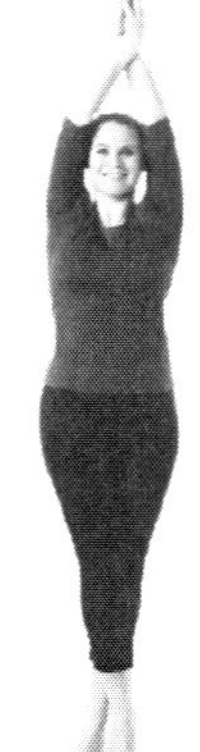

- Die Position 10–20 AZ lang halten. Beine und Arme andersherum kreuzen und nochmals gleichlang die Stellung halten.

Das richtige Mass in allen Dingen bringt Freude und Zufriedenheit.

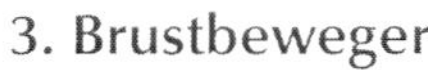

3. Brustbeweger

- Geschlossener Stand mit Daumen am Brustbein.
- In angenehmem Tempo die Arme nach rechts und gleichzeitig die Knie nach links bewegen – ganz locker hin und her – ca. 12-mal.

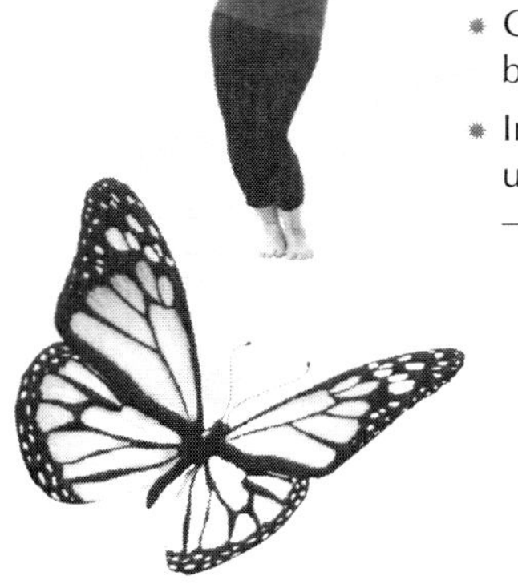

4. Kriechgang

- Im Vierfüßlerstand vorwärts und rückwärts kriechen, indem das eine Bein immer über das andere gekreuzt wird.
  Dabei mit einem imaginären Schwanz kräftig wedeln, indem dabei das Gesäss hin und her geschwenkt wird.

5. Kleine Katze

Stand auf Knie und Ellenbogen:

- Einatmen, rechten Arm und rechtes Bein heben und strecken.
- Ausatmen, Bein und Arm wieder zurückstellen.
- 6-mal die rechte und danach 6-mal die linke Seite üben.

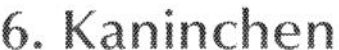

6. Kaninchen

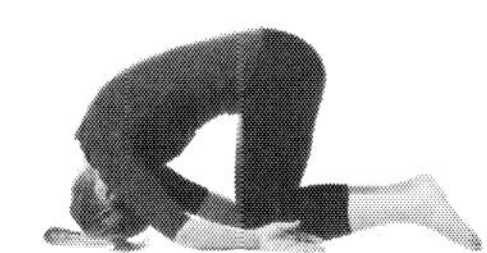

- Das Kinn dabei etwas angezogen halten damit der Nacken leicht gedehnt wird. Konzentrieren Sie sich auf den Druck im Schädeldach.

  Ruhe- und kraftvoll sind meine Gedanken.

7. Ruhender Frosch.

- Die Knie sind weit gespreizt und Sie liegen so flach wie möglich in der Vorbeuge. Stellen Sie sich an der Stirn ein Licht vor, das mit jedem AZ heller und leuchtender wird.

  Meine höhere Erkenntnis lässt mich immer wissen, was wesentlich und was unwesentlich ist.

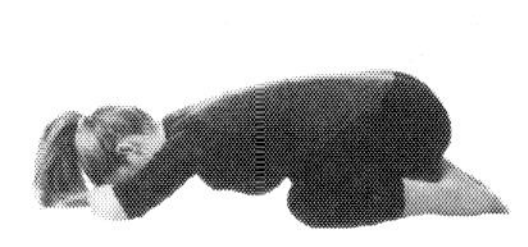

Schlussruhelage

Ruhe, Kraft und Harmonie erfüllen mein ganzes Wesen.

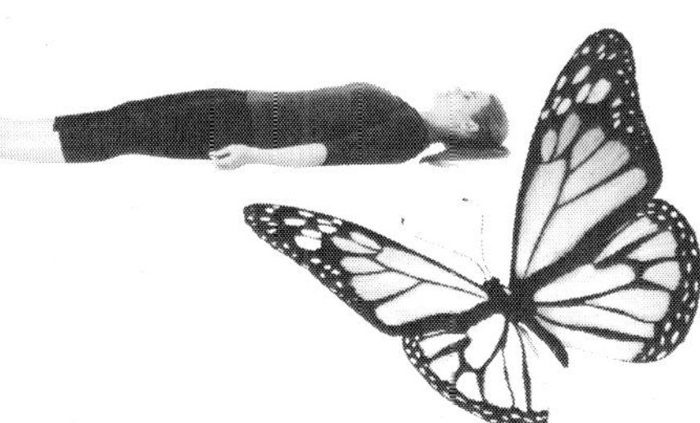

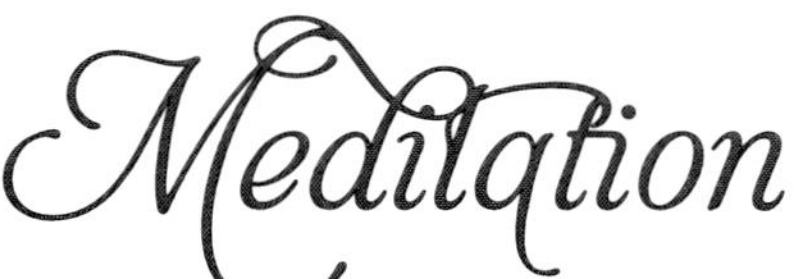

Dem Mittwoch wird das Element Luft zugeordnet – der Sauerstoffgehalt in der Luft beeinflusst unser Denken, unsere geistige Frische, enorm. Bewegt sich die Luft, dann nehmen wir sie als Wind wahr; und was zu viel Wind und Sturm anrichten, das wissen wir nur zu gut. Dasselbe gilt für unser Denken. Nervosität, innere Unruhe, Ungeduld, schnellgefasste Vorurteile und Entscheidungen, können uns viel Leid bringen und Aufgebautes und Bewährtes auf einen Schlag wieder zerstören.

Die folgende Meditation (mit Mudra) lädt das Gehirn energetisch auf; bringt Ruhe und Frische, synchronisiert beide Gehirnhälften, und fördert somit die Konzentration und unsere Kreativität, um für jede Situation eine optimale Lösung zu finden. Sind beide Gehirnhälften aktiv, hebt dies zudem die Stimmung; es macht ruhig, ausgeglichen, zufrieden. Wir können unsere Gedanken und Probleme ordnen, uns klar entscheiden und neue Lösungen finden. Wir sehen nicht nur die Oberfläche einer Sache oder eines Menschen, sondern auch in deren Tiefe.

Setzen Sie sich bequem und mit geradem Rücken hin oder begeben Sie sich in Ihren Meditationssitz.

Nun praktizieren Sie die drei Bandhas:

Sie atmen ein und spannen den Anusmuskel an, ziehen die Bauchdecke ein und ebenso das Kinn – und legen es an die Kehle. Sie halten diese Spannung einige Sekunden an und lassen während der Ausatmung jede Spannung wieder los.

Etwa 10-mal wiederholen.

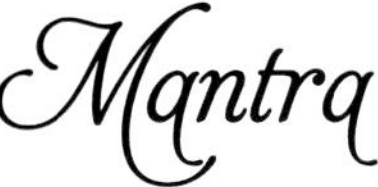

Jederzeit und allerorts bestimme ich bewusst, was ich denke –
denn meine Gedanken schaffen meine Realität.

Verändern Sie den Leitsatz, wenn nötig, bis er für Sie passt.

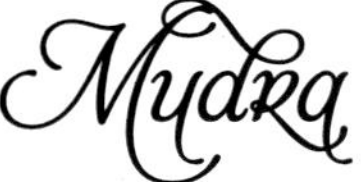

Sie spreizen leicht die Finger beider Hände und legen deren Spitzen aneinander.

Diese Fingerhaltung synchronisiert beide Gehirnhälften und vertieft den Atem – Sauerstoff ist das A und O für geistige Frische.

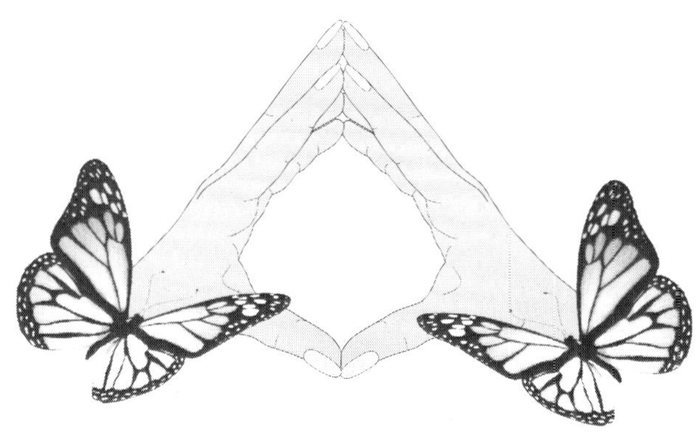

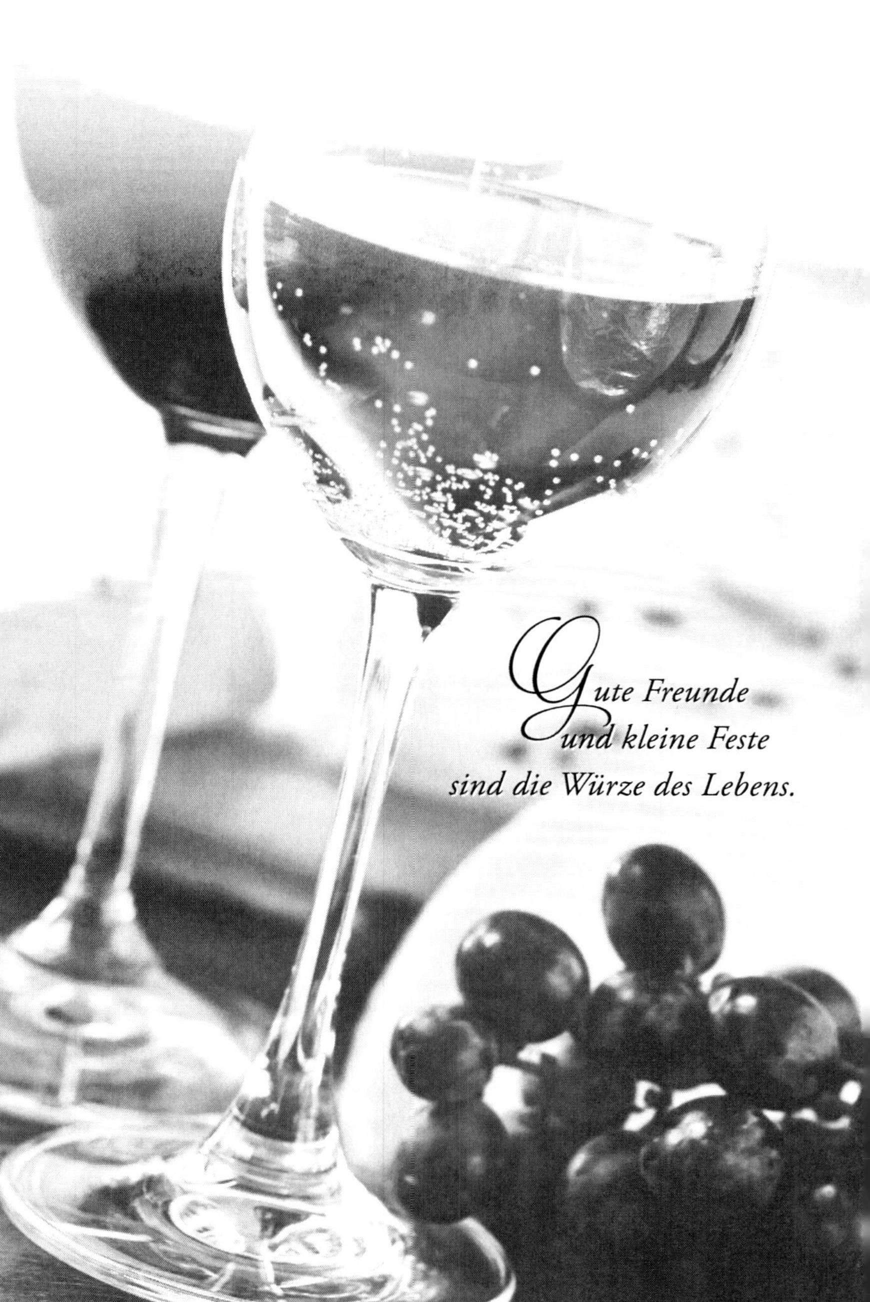
Gute Freunde
und kleine Feste
sind die Würze des Lebens.

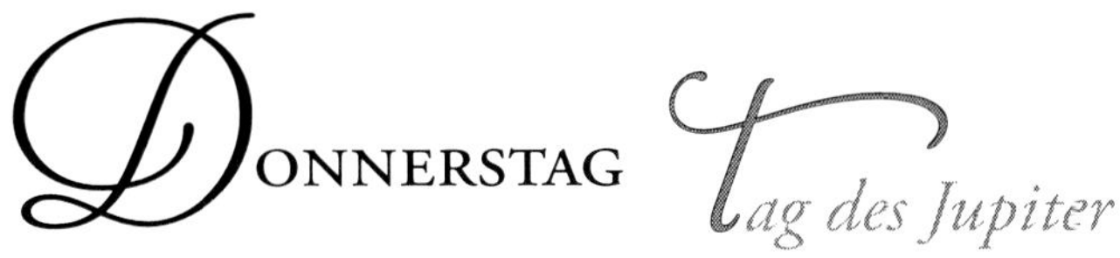

Donnerstag – Tag des Jupiter

Donar/Thor war der Gott, dem die alten Völker den Donnerstag weihten. Er war sehr populär, ein Kraftprotz und Polterer, gewaltiger Biertrinker und enormer Esser. Kurzum, ein richtiger Haudegen und Geniesser. Er brauchte kaum zu kämpfen, weil er alleine durch seine stattliche Gestalt Eindruck machte. Astrologisch gesehen repräsentiert Jupiter in etwa die gleichen Eigenschaften, deshalb ist Donnerstag symbolisch dem Jupiter zugeordnet.

Die Jupiterkraft erzeugt im Menschen u. a. das Gefühl für den Sinn des Lebens. Die Gewissheit, dass das Leben nicht „zufällig", sondern sinnvoll verläuft – und dies reicht vom Fassbaren ins Unendliche und Transzendentale. Ein Mensch, der sich bewusst geworden ist, dass sein Leben mit allen Herausforderungen, Freuden und Leiden einen tieferen Sinn birgt, strahlt innere Stärke aus, die ihm natürlichen Schutz und Würde verleiht. Kommt Leid über ihn, kann er es leichter ertragen, denn er weiss, dass es nicht sinnlos ist; und er weiss auch, dass alles dem steten Wandel unterworfen ist. Er lebt nach dem Motto: „Auch das geht vorüber!"

Jeder trägt in sich das Verlangen nach Lust und Lebensfreude – das sind menschliche Bedürfnisse, die Farbtupfer, die ein sinnvolles Leben erst vollkommen machen. Jupiter mischt auch da kräftig mit. Er ist eine Spielernatur, liebt rauschende Feste, grosse Gelage – einfach alles was die Lebenslust steigert.

Des Weiteren liebt Jupiter das Grosse und Weite, er ist tolerant und grossmütig. Er ist auch grosszügig und schenkt gerne. Mit Kleinigkeiten befasst er sich nicht und er übersieht galant das lästige Detail.

Die Weite des Jupiters reicht auch in die Zukunft, und so ist Donnerstag der richtige Tag, um Zukunftsvisionen zu entwickeln, neu den Sinn seines Lebens zu ergründen und seine Verpflichtungen einmal mehr zu hinterfragen. Jupiter liebt die Geselligkeit – warum nicht donnerstags seine Freundschaften hegen und pflegen. Oft braucht es nur eine nette Mail, ein Telefonat oder einen kurzen Besuch – mit einer kleinen und doch grosszügigen Überraschung – oder ein gemeinsames Nachtessen.

Früher galt Donnerstag auch als der „kleine Sonntag", an dem man zusammen speiste, trank und die Freuden des Lebens voll auskostete – also der ideale Tag, um zu feiern und sich zu freuen.

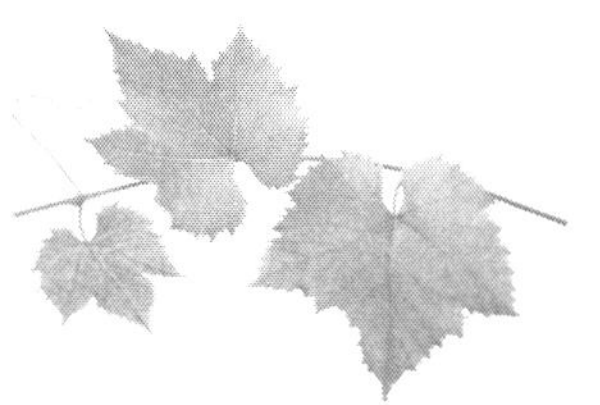

ÜBUNGSREIHE für die Verdauungsorgane

Verspannungen im Bauchraum sind heute sehr verbreitet und diese verursachen ein unangenehmes Völlegefühl, Blähungen oder gar Krämpfe. Denen kann vorgebeugt werden durch Übungen wie die **Bauch- und Magendehnung,** in denen im Magen- und Bauchbereich gedehnt und gepresst wird. Dadurch wird eine bessere Durchblutung gewährt, wodurch die Organe besser genährt und gekräftigt werden.

Hüpfen oder Marschieren mit schwingenden Armen wärmt und löst Verspannungen im Zwerchfellbereich; der **Baucheinzieher,** eine altbekannte Yogaübung, löst ebenfalls Verspannungen und verbessert die Durchblutung in der Körpermitte. Die Wirkung im **Blatt** geht durch den Druck der Fäuste in dieselbe Richtung; in der **Seitenbeuge** wird im Bereich von Leber, Milz und auf- und absteigendem Dickdarm gedehnt und geweitet. Die intensive Drehung in der **Krokodil**-Variante massiert im Magen-Bauch-Raum; und in der **Kerze** wird nochmals die Durchblutung begünstigt.

Tipps für zwischendurch im Alltag

- Gesunde Kost (Bio) muss nicht aufwendig, kompliziert oder gar kostspielig sein. Ein Gemüsetopf ist schnell zubereitet – der Fleisch- und Fischkonsum sollte auf ein Minimum reduziert und Früchte sollten täglich gegessen werden.
- Planen Sie immer wieder gesunde Menüs, die Sie gerne zubereiten und die selbstverständlich wunderbar munden – der Körper wird es Ihnen danken. Probieren Sie auch immer wieder etwas Neues aus – das macht doppelt Spass.

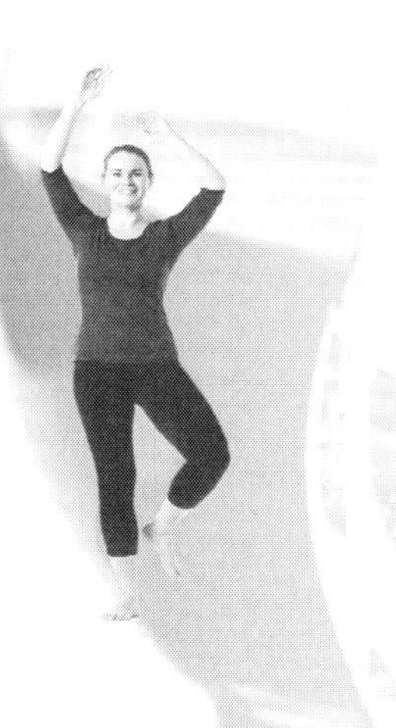

1. Hüpfen

- Sie hüpfen auf der Stelle mit erhobenen und schwenkenden Armen. Ganz einfach – also los geht's – bis Sie sich rundum warm und entspannt fühlen!

2. Baucheinzieher

- Einatmen: Kopf anheben.
- Ausatmen: Kopf senken und Kinn anziehen.
- Atemleere: die Bauchdecke mehrmals kurz und kräftig einziehen, die Spannung wieder loslassen.
- Danach wieder tief einatmen, Kopf heben und das Ganze 6-mal wiederholen.

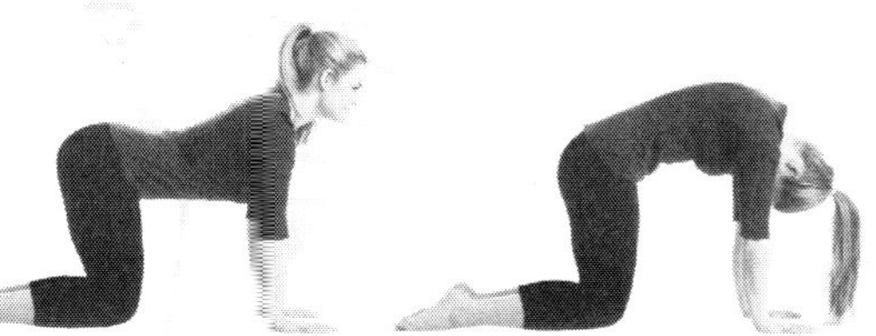

3. Bauch- und Magendehnung

- Fersensitz: Becken heben und kräftig nach oben stemmen – Kinn an Kehle pressen. 10–15 AZ die Stellung halten.

4. Blatt

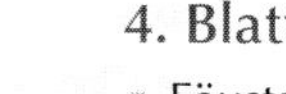

- Fäuste am Bauch.

Ich bin voller Dankbarkeit für mein reiches Leben.

5. Seitendehnung im Kniestand

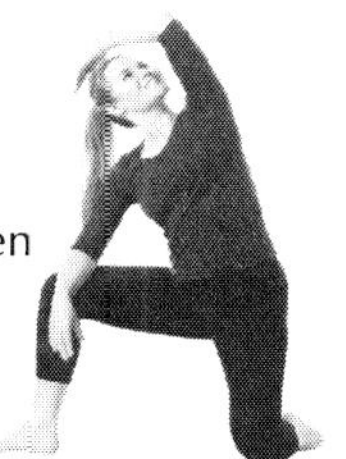

- 15 AZ die Stellung halten – Beinstellung wechseln und sich gleich lang zur anderen Seite beugen.

6. Krokodil

- Rückenlage, Knie an der Brust und Ellenbogen gebeugt.
- Ausatmen, Knie zur Seite senken und nahe bei den Ellenbogen ablegen.
- Einatmen, Knie zur Mitte bringen.
- Im Wechsel 8-mal wiederholen.

Ich übergebe mich gelassen den Wellen des Wandels.

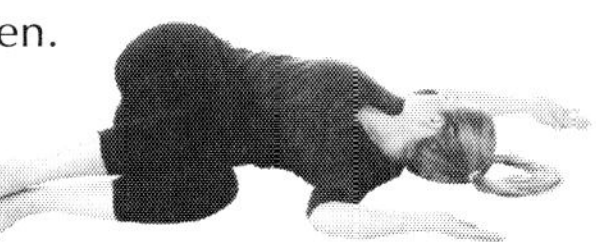

7. Kerze

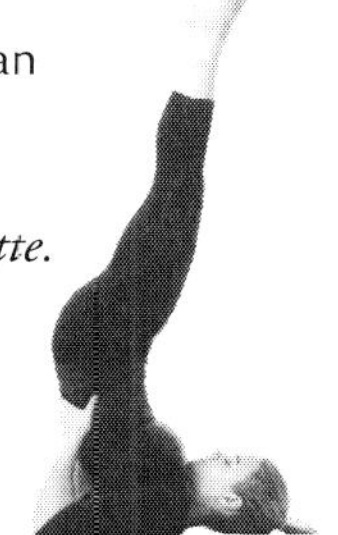

- Mit den Zehen dabei eine liegende Acht an die Decke malen und in die dadurch entstehende sanfte Bauchmassage spüren.

Ich schöpfe Ruhe und Kraft aus meiner Mitte.

Ruhelage

Ich bin offen für alles Gute und lasse mich und mein Leben davon erfüllen.

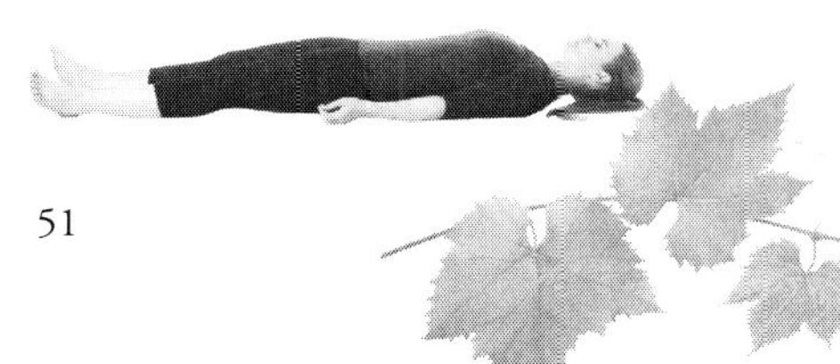

Meditation

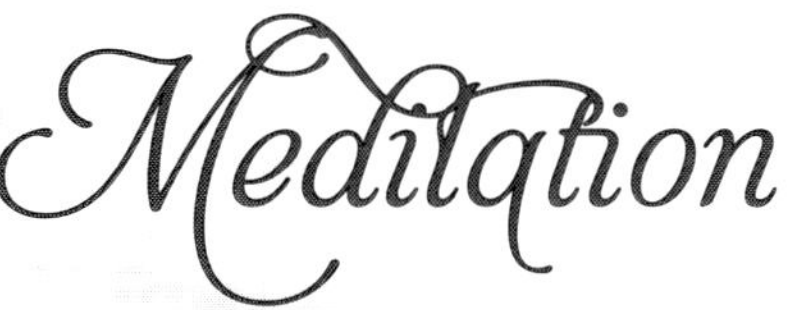

Dem Jupiter wird der Raum zugeordnet, der bis ins Unendliche reicht – ebenso die Zeit. Mit dem Impuls des Jupiters kann man sich auf eine höhere Ebene begeben. Und hat damit natürlich auch eine andere „Aussicht“ in Bezug auf die Zukunft. Wir beeinflussen unsere Zukunft unbewusst mit unserer Vorstellungskraft, unserem Denken und unseren Gefühlen. Mit der folgenden Meditation können Sie Ihre Gedanken und Gefühle in Bahnen lenken, die für Ihre Zukunft sinnvoll und freudvoll sind. Imaginieren Sie Ihre Bilder voller Inbrunst, aber bleiben Sie gleichzeitig dabei ganz entspannt und gelassen.

Setzen Sie sich bequem und mit geradem Rücken hin oder begeben Sie sich in Ihren Meditationssitz.

Nun machen Sie sechs tiefe Atemzüge.

Stellen Sie sich eine Kinoleinwand vor: Darauf projizieren Sie einen Film, in dem Sie Hauptdarsteller/in sind und der Ihre Zukunft darstellt. Sie sehen sich darin gesund, zufrieden und glücklich. Sie tun das, was Ihnen Freude macht und sind inmitten von lieben und Ihnen wohlgesinnten Menschen. Sie sind mit ganzem Herzen dabei und teilen die Gefühle und Stimmung der Hauptperson. Beziehen Sie auch Ihre Umgebung und Mitmenschen mit ein. Ihr eigenes Glück soll auch Ihrer Umgebung Gewinn bringen.

Sie können sich diese Bilder auch vor dem Einschlafen oder nach dem Aufwachen im Bett liegend vorstellen.

Viel Spass damit!

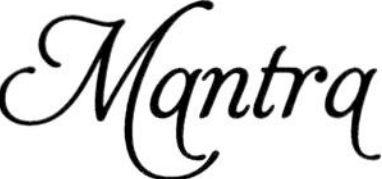

Ich bin offen für die Geschenke des Lebens –
und mein Herz ist voller Frieden und Güte.

Verändern Sie den Leitsatz, wenn nötig, bis er für Sie passt.

Mudra

Bei beiden Händen die Kuppen von Mittel-, Ringfinger und Daumen aneinander legen. Die Hände entspannt vor dem Magen halten – und bei Ermüdung auf die Oberschenkel ablegen.

Diese Fingerhaltung ist gut für die Verdauung, aktiviert den Energiefluss in der Körpermitte und löst dadurch in diesem Bereich Verspannungen auf.

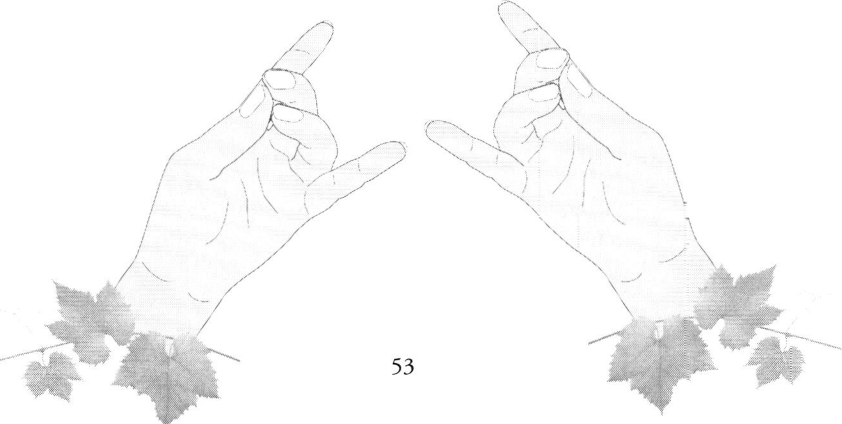

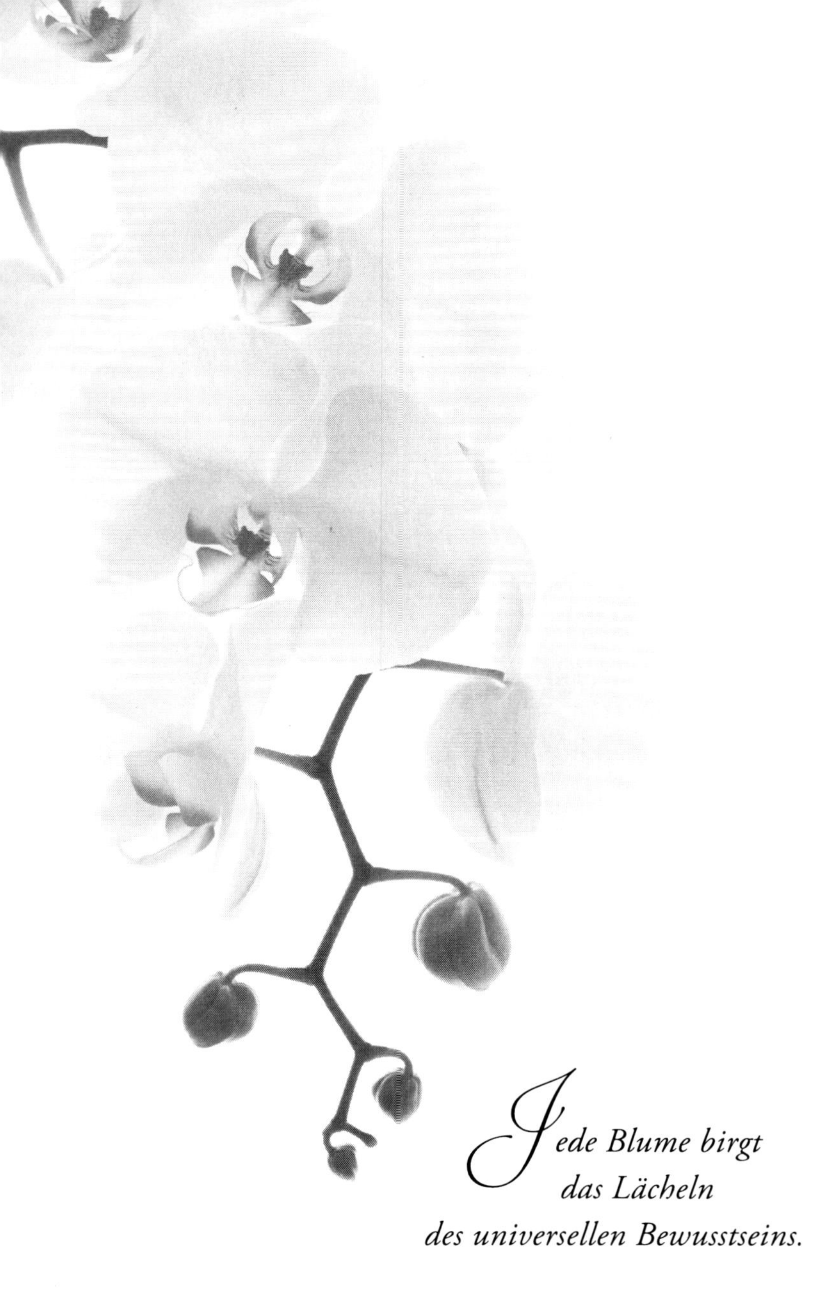

Jede Blume birgt
das Lächeln
des universellen Bewusstseins.

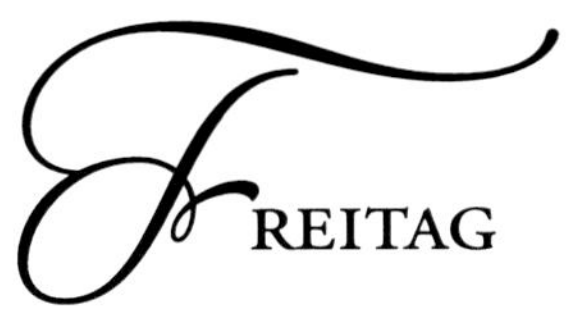

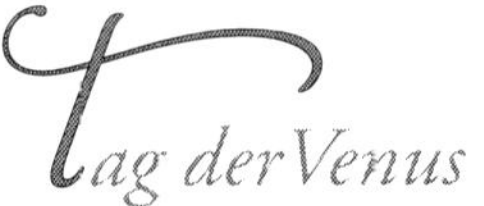

Der Freitag – althochdeutsch „Friatac“, alemannisch „Fritig“ – ist nach der germanischen Göttin Frigg/Frija, der offiziellen Gemahlin Odins, benannt. Sie ist die Göttin der Liebe, der Fruchtbarkeit und der Frauen. In der Überlieferung erscheint an ihrer Stelle die germanische Göttin Freyja, die Repräsentantin der Schönheit, Sinnlichkeit, Verführung und Liebe – diese Eigenschaften gehören auch zur römischen Venus.

Schönheit begeistert, beschwingt und beglückt uns: Sie spricht eine tiefe Sehnsucht in uns an, scheint sie sich doch in überirdischer Vollkommenheit zu spiegeln. Das Gestaltprinzip, das uns nach Harmonie streben lässt und für Formschönheit, Ausgewogenheit, Farben und Klänge empfänglich macht, gehört ebenfalls zu unserem Wesen, wie das polare Gegenprinzip der Spannung, Härte, Schärfe und Dissonanz. Das durch Venus symbolisierte Harmoniebedürfnis lässt uns Spannungen und Gegensätze ausgleichen, Härten und Schärfe mildern.

Venus verlangt von uns nichts weiter, als dass wir uns hübsch machen, uns verwöhnen und alles Schöne und Harmonische geniessen. Das schenkt uns Ruhe, aus der wir neue Kraft schöpfen. Die Venus liebt auch die Verzauberung, sowohl aktiv – jemandem den Kopf verdrehen; wie auch passiv – sich verzaubern lassen. Narzisstische Verliebtheit in sich selbst, sich von andern verwöhnen lassen, ohne etwas dafür zu tun,

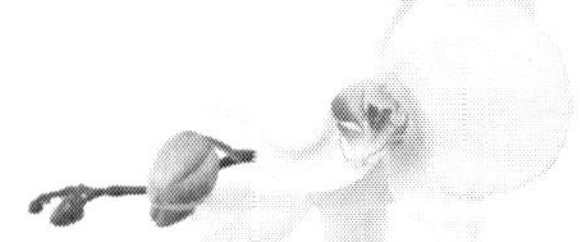

bis zur unersättlichen Sucht nach Lustbefriedigung, gehören ebenso zu diesem Prinzip. Desgleichen Sympathie und Antipathie – Anziehung und Abstossung. Alles was wir als unsympathisch oder gar abstossend empfinden, weist auf etwas in uns hin, das wir selbst nicht wahrhaben und annehmen wollen, sondern ebenso abstossen möchten. Die Selbsterkenntnis lässt grüssen! ☺

Es macht Spass und es tut gut, wenn Sie sich am Freitag nach Herzenslust verwöhnen und wenn Sie sich für alles, was Ihnen die Woche durch gelungen ist, mit etwas Schönem und Wohltuenden verwöhnen – beispielsweise mit einem herrlichen Duftbad, einem Blumenstrauss oder ein bisschen Schokolade – oder mit einem romantischen Kerzenlicht-Dinner mit dem Liebsten oder einem geselligen Weiberabend.

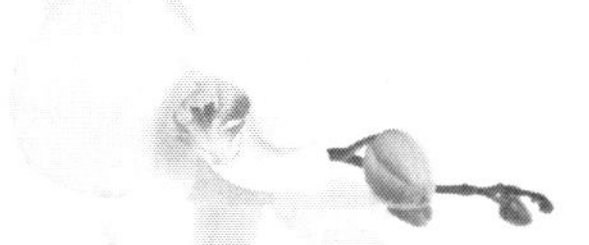

ÜBUNGSREIHE zur *Entspannung*

Der Venus sind Gleichgewichtssinn, die inneren Geschlechtsorgane, die Nieren, die Venen und die Schweissdrüsen zugeordnet. Die Venus steht für Harmonie, Geborgenheit, Schönheit und Liebe. Die folgende Übungsreihe spricht die Nieren, Nebennieren und die Hormondrüsen der Geschlechtsorgane an, die zuständig sind für Gefühle wie Geborgenheit, Mut und Liebe.

Der **Lockere Armschwung** dient zur allgemeinen Entspannung und wärmt auf. Mit dem **Pendel** wird der Gleichgewichtssinn gestärkt, Schultern und Leisten werden gelockert; die **Pyramide** lockert im Nacken und stärkt die Beine; die **Balance in der Seitenlage** begünstigt die Entspannung. Bei dieser Stellung werden Muskeln und Bänder benötigt und gefordert, die tagsüber kaum in Anspruch genommen werden. Auch in der **Heuschrecke** und **Kobra** werden vorerst im gesamten Rücken Spannungen aufgebaut, die sich in der **Schildkröte** wieder auflösen. Weiter wirken sich die drei letzten Übungen auch immer günstig auf die Nieren aus.

Tipps für zwischendurch im Alltag

- **Tagträumen und schönen Gedanken frönen** kann man jederzeit und überall – und laut Forschung sind sie gut für die Gesundheit.
- Wo und wie könnten Sie sich selbst gegenüber heute Ihr **Wohlwollen, Liebe, Respekt und Anerkennung zeigen?** Verschieben Sie es nicht auf später – tun Sie es sofort – Freitag ist der ideale Tag dazu.

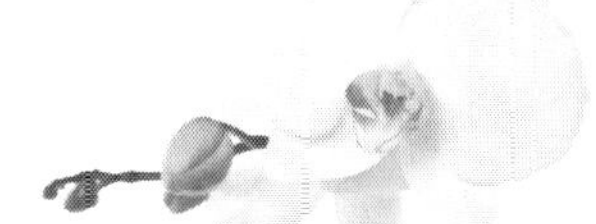

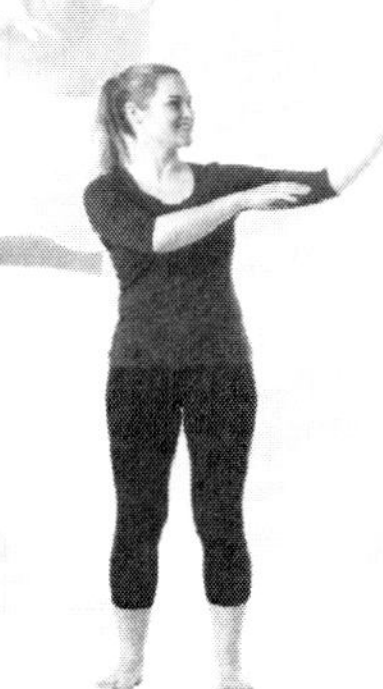

1. Lockerer Armschwung

- Beide Arme mehrmals nach rechts und nach links schwingen, so dass daraus eine liegende Acht entsteht. Danach die Arme mehrmals seitlich hoch heben und wieder senken.

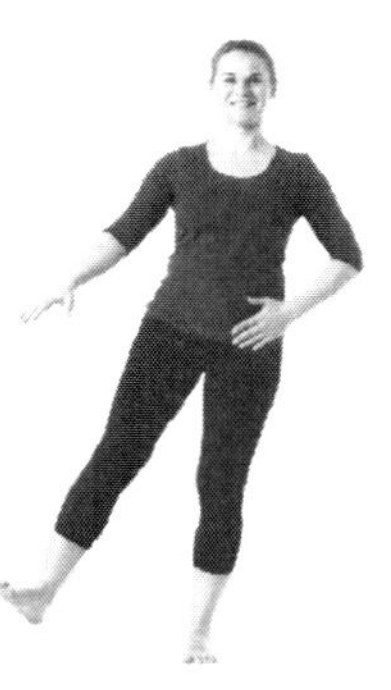

2. Pendel

- Stand auf linkem Bein und linke Hand an der Leiste.
- Nun mit rechtem Bein und rechtem Arm locker pendeln und kleine Kreise ziehen. Danach gleich lang die andere Seite üben.

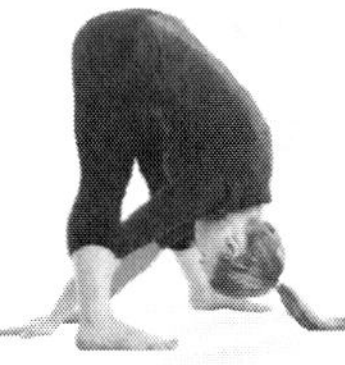

3.Pyramide

- 10–20 AZ in der Stellung bleiben und den Blick dabei auf etwas Schönes fixieren.

Ich will in Allem das Schöne entdecken.

4. Balance in Seitenlage

- Seitenlage: Beine und Arme gestreckt aufeinanderliegend.
  - Einatmen, Bein und Arm heben.
  - Ausatmen, Bein und Arm senken.
  - 10-mal wiederholen und die andere Seite üben.

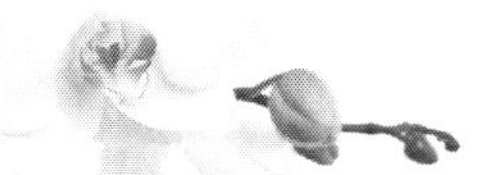

5. Heuschrecke

- Bauchlage mit Händen unter den Leisten.
- Einatmen, das eine Bein anheben.
- Ausatmen, das Bein wieder senken.
- Im Wechsel 6-mal wiederholen.

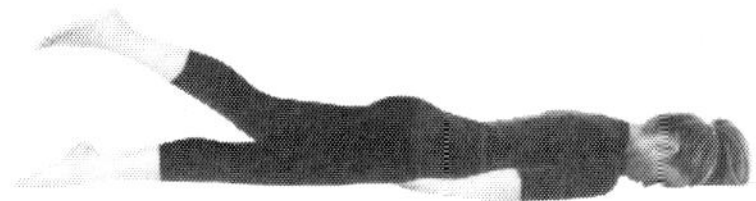

6. Kobra

- Zuerst einatmend Oberkörper anheben und ausatmend wieder senken, 4-mal wiederholen. Danach 10–20 AZ in der Stellung bleiben.

  Die Kobra schenkt mir Kraft, Anmut und Selbstvertrauen.

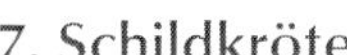

7. Schildkröte

- Fersensitz: mit nach vorne liegenden Armen kräftig durchstrecken – bis man die Dehnung im Kreuz spürt. Hände zwischen Füsse legen, 10–20 AZ in der Stellung bleiben.

  Ich übergebe mich und mein Leben den liebenden Händen Gottes.

Ruhelage

Ich bin offen für alles Schöne und lasse mich und mein Leben davon erfüllen.

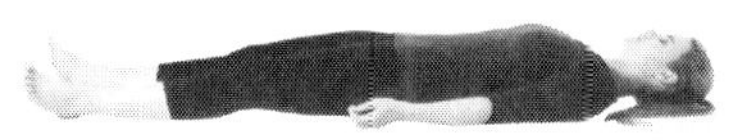

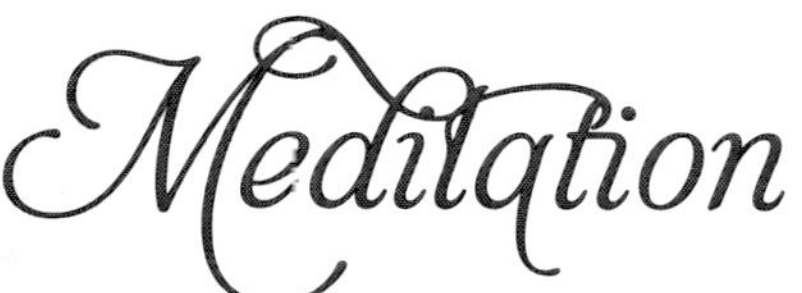

Wenn wir all unsere Sinne auf das Schöne richten, stärkt uns dies auf jeder Ebene. Schönheit ist Nahrung für die Seele. Sie „begeistert“ uns, und Schönheit und Harmonie aktivieren und harmonisieren all unsere Körperfunktionen. Setzen Sie Ihre Sinne öfters dafür ein: bewusst zu sehen, zu hören, zu riechen, zu schmecken, zu tasten und zu spüren – so fördern Sie Ihre Sinnlichkeit, die das Leben bunter und reicher erscheinen lässt, das Glücksempfinden steigert und den Geist erfrischt.

Die folgende Übung ist regenerierend und kraftspendend. Mit etwas Übung wirkt sie so, als hätten Sie sich eine kleine Auszeit gestattet.

Setzen Sie sich bequem und mit geradem Rücken hin oder begeben Sie sich in Ihren Meditationssitz.

Nun machen Sie sechs tiefe Atemzüge.

Kreieren Sie im Geiste folgendes Bild:

Sie sehen sich an einem wunderschönen Ort (bekannt oder unbekannt), der Ihrem Sinn von Schönheit, Ruhe und Harmonie entspricht, und wo Sie gerne einige Minuten, Stunden oder Tage verweilen würden. Ein Ort, der Sie geistig erfrischt und all Ihre Sinne weckt. Geniessen Sie bewusst den Duft, die Formen und Farben des Ortes und versuchen Sie, auch etwas Schönes zu hören: Vogelgesang, Wind, Wasser … Musik – irdische oder himmlische Klänge der Engel. Sie sind dabei ganz gelassen und entspannt – es ist wie es ist und es ist gut so.

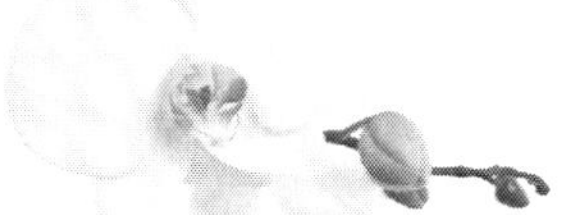

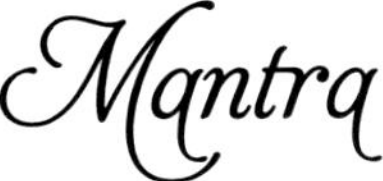

Mantra

Ruhe, Harmonie und Schönheit bestimmen mein Leben.

Verändern Sie den Leitsatz, wenn nötig, bis er für Sie passt.

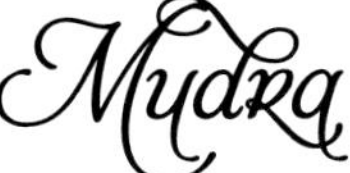

Mudra

Bei beiden Händen die Kuppen von Ringfinger und Daumen aneinander legen. Die Hände liegen entspannt auf den Oberschenkeln auf.

Diese Fingerhaltung aktiviert die Energieströme der Nieren und der Leber. Sie wirkt gegen Melancholie und Gefühle der inneren Leere und Einsamkeit – sie weckt die Kreativität und die innere Sonne. Der Ringfinger wird Apollo, dem Sonnengott, zugeordnet und die Furche an der Ringfinger-Wurzel der Venus – sie sind ein schmuckes Paar.

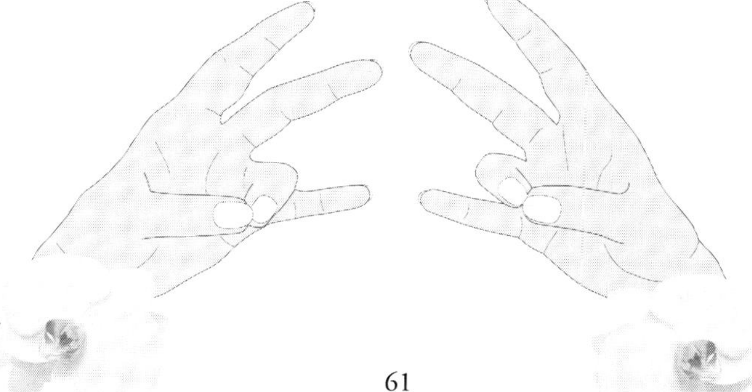

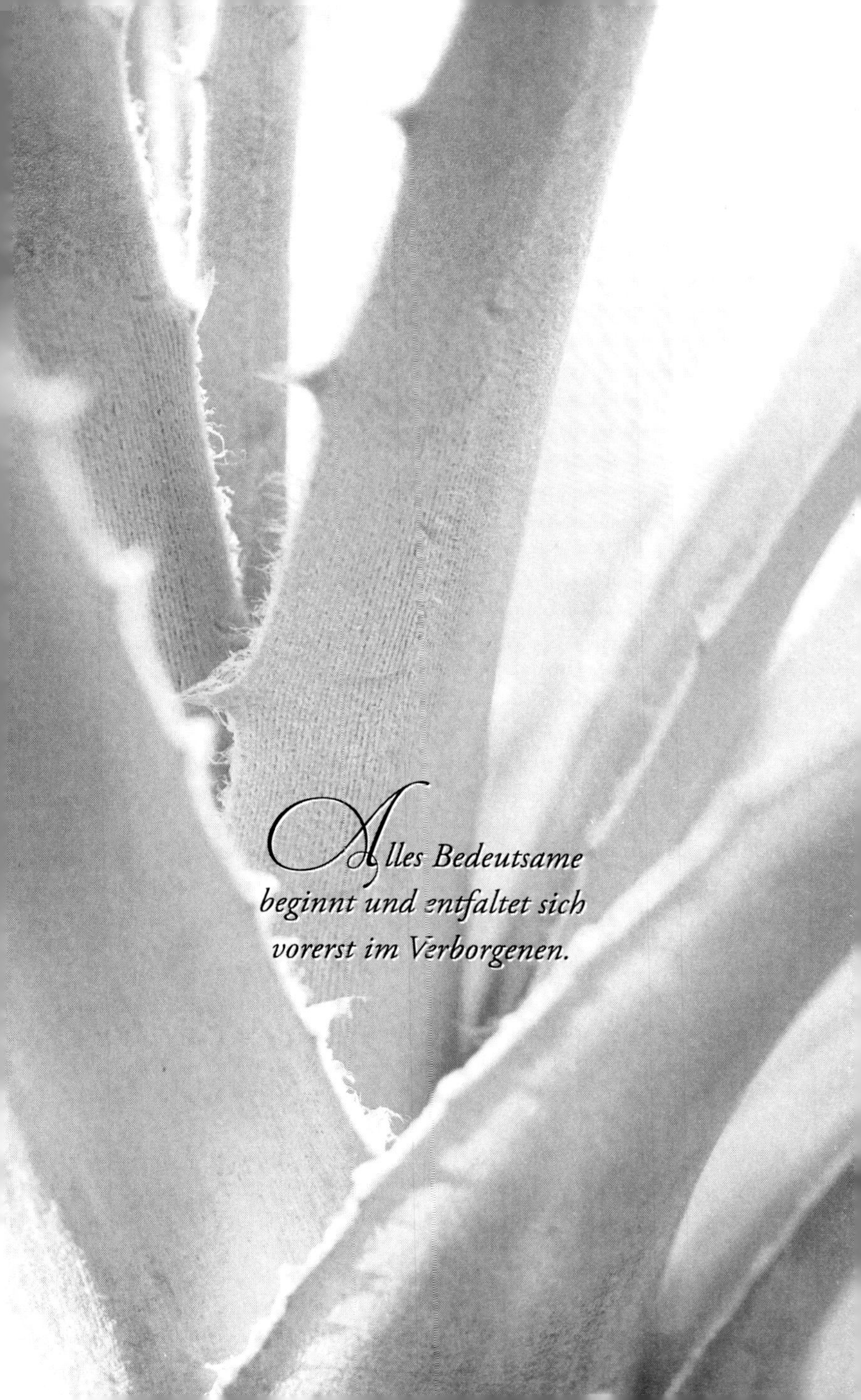
Alles Bedeutsame
beginnt und entfaltet sich
vorerst im Verborgenen.

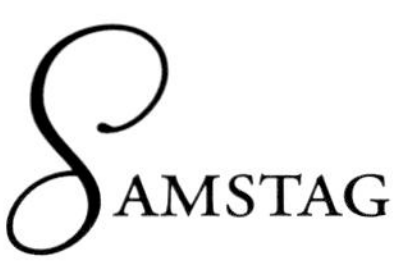

Samstag

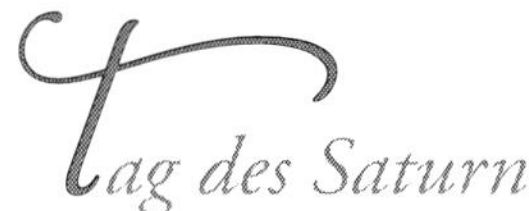

Tag des Saturn

Der Samstag ist dem Saturn zugeordnet: ein dunkler Geselle, der durch seine Strenge und Ernsthaftigkeit den Menschen arg bedrängen kann. Aber er kann auch vor Vielem bewahren, was verlockend aussieht und doch nicht hält, was es verspricht.

Die Eigenschaften des Saturn sind Ausdauer, Beständigkeit, Härte, Hemmung, Entschleunigung, Abgrenzung, Konzentration, Perfektionismus. Er schenkt uns also die Ausdauer – die Kraft, etwas durchzustehen; eine gewisse Härte, die uns für das Leben stark macht; Hemmung und Entschleunigung, die uns zwingen, immer wieder innezuhalten. Auch die Abgrenzung, die dem Saturn untersteht, kann die Lebensqualität eliminieren: Überbordet sie, kann eine kleine abgrenzende und schützende Mauer zum hohen Turm werden, in dem man sich vor der Aussenwelt versteckt – und in dem man sich eingrenzt und gleichzeitig ausgrenzt. Das macht einsam!

Saturn steht auch für Verdichtung und damit ist das Materielle gemeint, der Drang immer mehr haben zu wollen und gar dem Materiellen verfallen zu sein. Genauso steht es mit der Konzentration: Der Fokus auf weniges oder eine einzige Sache bringt Tiefe und Vollkommenheit; zu viel davon und Perfektion kann allerdings vieles wieder zerstören.

Zum Saturn gehört auch das Gefühl des Schicksalhaften, dem man unausweichlich ausgeliefert sei, wie oft irrtümlich angenommen wird. So versäumt man die Gelegenheit nach

Lösungen zu suchen. Ich denke, dass wir sehr wohl einem höheren Plan unterworfen sind – aber es sind oft nicht die Umstände, die uns das Leben schwer machen, sondern die Art, wie wir uns darauf einstellen. Ein Thema, das mir sehr präsent ist, da mein Körper mir oft zu schaffen macht.

Auch Veränderungen, die uns stets begleiten, stellt sich Saturn in den Weg: Er zwingt uns, innezuhalten, nochmals hinzuschauen oder etwas loszulassen.

Rückblick halten ist gut und recht, aber wir sollten uns nicht nur auf unsere Fehlhandlungen konzentrieren, sondern auch an unsere Leistungen denken und – diese gebührend anerkennen.

Saturn weisst auch auf das Verborgene in Jedem und Allem hin. Auf Wachstum und Entwicklung, die im Inneren stattfinden und erst mit der Zeit wahrgenommen ans Licht kommen. Oft meinen wir zu stagnieren und doch bemerken wir etwas später, dass eine Veränderung und eine Wendung zum Guten in uns selbst oder in der betreffenden Situation stattgefunden hat.

Zum Saturn gehören auch Reinigung und Läuterung: Früher wurden samstags die Häuser geputzt oder man ging zur Beichte.

So können auch wir am Samstag innerlich und äusserlich aufräumen, Wochenrückblick halten, uns und anderen wenn nötig vergeben, Verbrauchtes und Überflüssig-gewordenes über Bord werfen und leichten Herzens das Tor zur kommenden Woche durchschreiten.

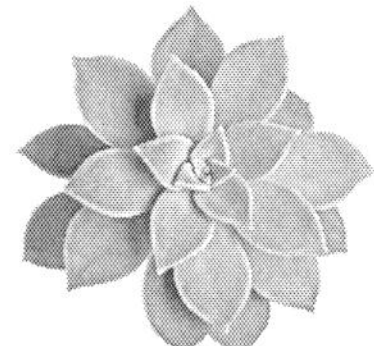

ÜBUNGSREIHE für mehr *Beweglichkeit*

Der Saturn wirkt in den Knochen und damit natürlich auch in den Gelenken. Bewegen wir ein einzelnes Gelenk bewusst, langsam, locker und doch intensiv, nur ganze 8-mal, so bringen wir damit schon den Stoffwechsel in Gang. Das heisst, dass die Gelenkknorpel eine Lösung produzieren, die das Gelenk nährt, schmiert und reinigt. Regelmässiges Bewegen hält auch die Bänder elastisch, die um die Gelenke eine Schutzhülle bilden; die Sehnenscheiden werden geschmiert und die umgebenden Muskeln gelockert und entspannt.

In der folgenden Übungsreihe werden Sie sich also wie immer zuerst beim **Sterne pflücken** ein bisschen aufwärmen. Danach werden alle Gelenke systematisch nacheinander mindestens 8-mal langsam und bewusst bewegt. Spüren Sie dabei in das Gelenk, das Sie bewegen, schicken Sie ihm regenerierendes Licht – das optimiert die Wirkung. Denken Sie immer gut von Ihren Gelenken, sie geben ihr Bestes und ist das eine schwach, braucht es Ihre Liebe und Ihr Verständnis besonders.

Tipp für zwischendurch im Alltag

- Egal wie, wo und wann Sie stehen, sitzen oder liegen – **nützen Sie Wartezeiten aus, bewegen Sie eines oder zwei Ihrer Gelenke bewusst und gekonnt.**

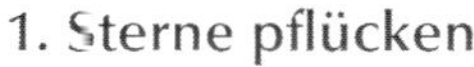

1. Sterne pflücken

- Sie recken sich weit in den Himmel, fassen einen Stern, benennen ihn (mit etwas, das Sie sich wünschen), führen ihn zum Herzen und lassen sich von seiner Energie erfüllen. Zuerst den einen Arm strecken und danach den anderen – Sie wiederholen die Geste im Wechsel ca. 10-mal.

2. Vogel am Nest

- Sie kreisen in der Stellung locker die Handgelenke und das Fussgelenk des erhobenen Beines, mindestens 8-mal – danach Beinstellung wechseln und nochmals dasselbe.

Jeglichen unnützen Ballast lasse ich mit Freuden los und geniesse die gewonnene Leichtigkeit.

3. Arme beugen und strecken (Ellenbogen)

- Einatmen, Arme strecken.
- Ausatmen, Arme beugen und die verschränkten Hände an das Brustbein legen – 8-mal.

4. Arm kreisen (Schultergelenk)

- Auf der rechten Seite liegend das linke Knie zur Brust nehmen. Nun mit dem linken Arm, der ganz locker ist, einen grossen Kreis ziehen, Blick folgt der Hand. Sie mahlen ein Zifferblatt auf den Boden. Dann die Seite wechseln, je 8-mal.

Ich öffne mein Herz den Schätzen der Zukunft.

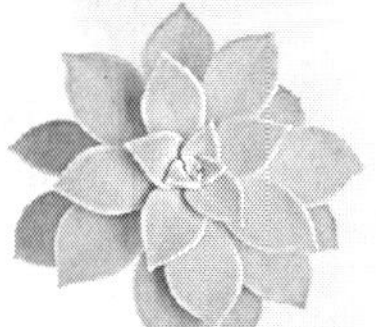

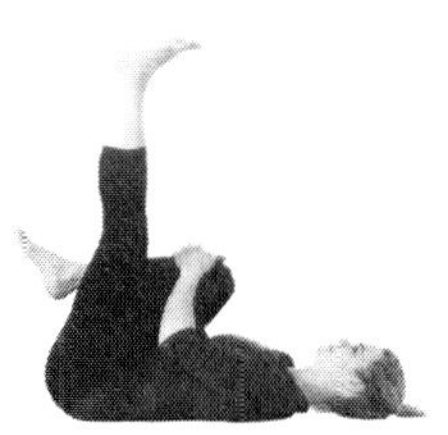

5. Bein kreisen (Hüftgelenk)

- Das eine Bein umfassen und das andere gestreckt zur Seite, nach vorn, nach oben führen und wieder beugen. Je 8-mal wiederholen.

  Alles geht vorbei und ich gehe immer weiter.

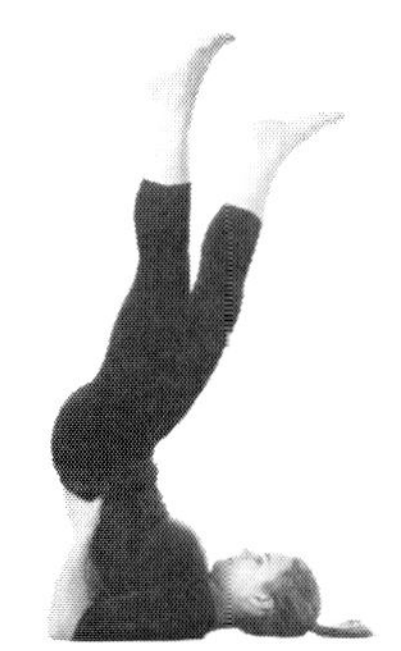

6. Kerze (Knie)

- In der Kerze beide Beine beugen und wieder strecken.
- 8-mal wiederholen.

  Meine Selbstsicherheit stärkt mich auf allen Ebenen.

7. Kleiner Bär

- Zuerst schütteln Sie ein bisschen Hand- und Fussgelenke, dann kreisen Sie sie und zuletzt strecken Sie Arme und Beine zur Decke und beugen sie wieder – bis Sie angenehm müde sind.

  Ich liebe mich so wie ich bin.

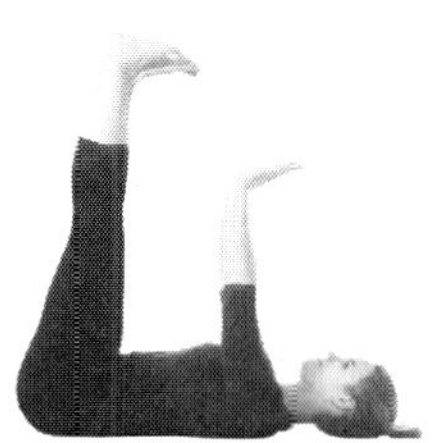

Ruhelage

Freiheit, Freude und Frieden sammeln sich in meiner Mitte und erfüllen Körper, Geist und Seele.

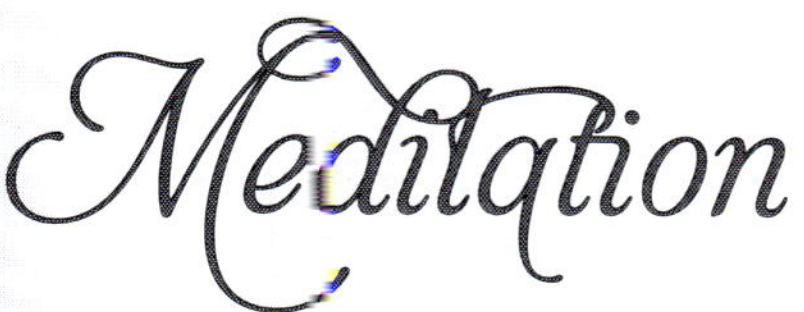

Der Saturn wird auch mit der Morgendämmerung in Verbindung gebracht. Kurz davon ist die Nacht am dunkelsten: es können die Stunden der Hoffnungslosigkeit, Einsamkeit und Verzweiflung sein, die sich meist im Licht der aufgehenden Sonne auflösen. Der Sonnenaufgang ist sowas wie ein Tor. Es gibt ein Urbild in vielen Märchen: Held oder Heldin, die am Tor stehen und nur eingelassen werden, wenn eine Aufgabe gelöst wird und ihr Herz rein ist. Auch wir kommen im Leben öfters an Tore – sei es, dass ein neuer Lebensabschnitt beginnt, eine neue Herausforderung ansteht oder einfach die kommende Woche. Es ist sinnvoll, an einem solche Punkt innezuhalten und entsprechende Fragen zu stellen. Unsere innere Weisheit berät uns gerne, wenn wir bereit sind zuzuhören.

Setzen Sie sich bequem und mit geradem Rücken hin oder begeben Sie sich in Ihren Meditationssitz.

Nun machen Sie sechs tiefe Atemzüge.

Stellen Sie sich vor, auf einer Reise, einer Wanderung oder Pilgerfahrt zu sein. Sie packen Ihren Rucksack – aber bitte nur das Allernötigste. Sie kommen nun an ein Tor – ein Symbol für den Übergang und das Durchschreiten in eine neue Welt – eine neue Zeit. Hier begegnen Sie Ihrer inneren Weisheit (als Lichtgestalt oder ein Symbol) und fragen sie: Was kann ich tun oder lassen, um Sinn und Freude in meinem zukünftigen Leben zu finden? Bleiben Sie danach eine Weile in der Stille, um die Antwort zu vernehmen.

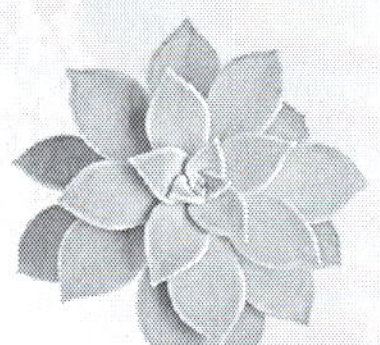

Mantra

Ich bin wie ich bin, ich liebe mich so wie ich bin –
und mache das Beste daraus.
Ich akzeptiere das Leben wie es ist, ich respektiere das Leben wie es ist – und mache das Beste daraus.

Verändern Sie den Leitsatz, wenn nötig, bis er für Sie passt.

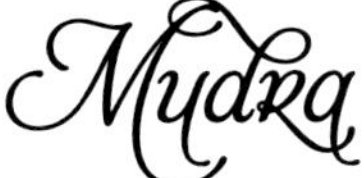

Sie legen Daumen und Zeigefingerspitzen aneinander wie zwei ineinandergreifende Ringe und halten die Hände auf der Höhe des Magens.

Diese Mudra beruhigt auf allen Ebenen und weist auf unsere Ganzheitlichkeit hin – dazu gehören unsere Stärken und Schwächen; und wenn wir all unsere Fassetten akzeptieren, schöpfen wir daraus die Kraft des Selbstvertrauens, Gelassenheit und Weisheit.

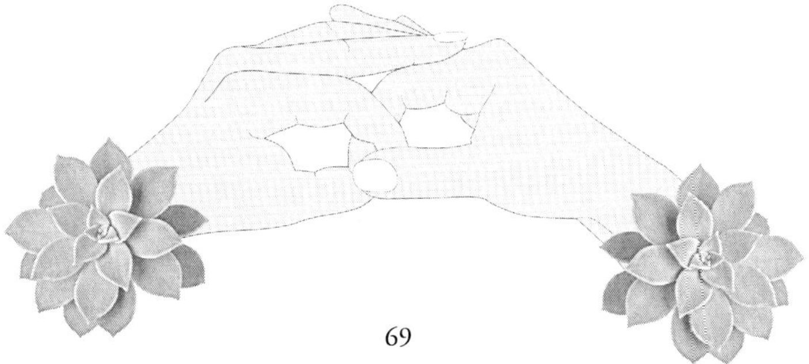

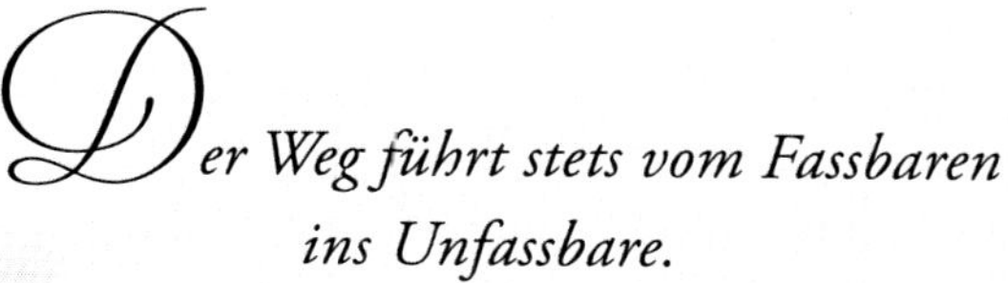

*Der Weg führt stets vom Fassbaren
ins Unfassbare.*

7 Magische Wochen

In jedem Tag steckt ein Neubeginn, birgt sich eine neue Chance. Es ist eine absehbare Zeitspanne, in der wir etwas zu unserem Wohlbefinden und Glück beitragen können. Wir können kaum das Leben auf einen Schlag ändern, aber wir können aus dem momentanen Tag das Beste machen. Dasselbe gilt für die einzelne Woche; und wenn es uns gelingt, für einige Tage oder Wochen in neuen Gewohnheits-Strukturen zu leben, mit kleinen Veränderungen, die wir uns vorgenommen haben, dann ändert und formt dies unseren Charakter, unsere Umstände und letztendlich unser Leben. In gleicher Weise können wir Eigenschaften, die uns plagen und zu schaffen machen, angehen – immer mit dem Ziel, es soll uns das Leben leichter machen, es soll uns weiterbringen. So habe ich mir selbst unbequeme und ärgerliche Charakterzüge systematisch ab- und neue angewöhnt. Ich war früher beispielsweise immer knapp mit der Zeit und habe damit mich selbst und andere gestresst. Eine Woche nur: nie eilen und hasten – heute ist dies für mich eine Selbstverständlichkeit – und es kommt mir fast so vor, als hätte ich jetzt für alles mehr Zeit als früher – und ich leiste mehr.

Wir können die Wochen sinnlos, planlos und ziellos an uns vorbei ziehen lassen und alt werden oder wir können jede Woche zu etwas Besonderem gestalten – und dies wird uns

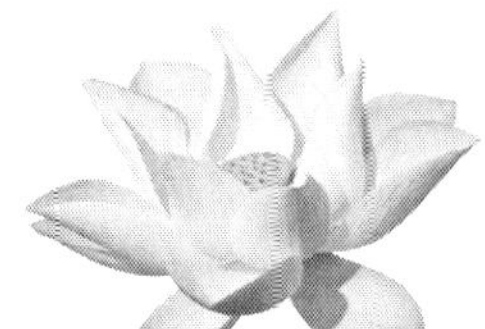

sogar Spass machen, wenn wir es geschickt und ein bisschen raffiniert angehen.

Im Folgenden stelle ich Ihnen 7 Wochenthemen vor – sozusagen einen Zyklus, der immer wiederholt werden kann und der Ihnen sicher leicht fällt und Freude macht.

Ich möchte Ihnen damit noch etwas anderes nahelegen, etwas, das mir selbst sehr wichtig ist: Die Körperübungen des Yoga sind das eine, aber Yoga birgt einen tieferen Sinn – es geht immer auch um das spirituelle Wachstum und dessen Entfaltung; und das gilt auch für die folgenden Wochenthemen. Es geht darum, dass das individuelle Bewusstsein eine Partnerschaft mit dem universellen Bewusstsein eingeht – und das Ziel ist das Eins-Werden. Wir können uns unbedenklich darauf einlassen, die Yogaphilosophie ist im Grunde genommen eine fröhliche Wissenschaft und die berühmtesten Yogis, die Seher, die uns zeigten und vorlebten wie ein spirituelles Leben in etwa aussieht, waren fröhliche Naturen. Sie haben gerne gescherzt, gelacht, gesungen – ja sogar getanzt – keine Arbeit gescheut und von ihren Schülern nie „zu viel" verlangt. Sie haben gelehrt, dass jede Religion ihren eigenen Wert hat, dass dies einfach verschiedene Wege sind, Gott zu erfahren. In diesem Sinne stelle ich Ihnen die folgenden Themen vor.

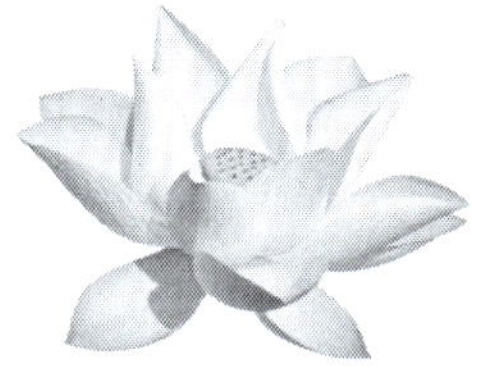

1. Woche

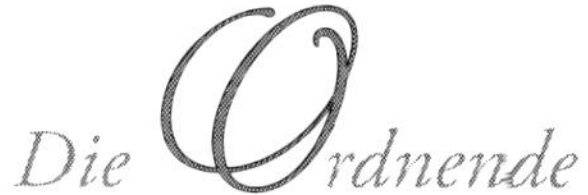

„Man muss noch Chaos in sich haben, um einen tanzenden Stern gebären zu können." Friedrich Nietzsche. Dies ist nicht mehr nur ein tröstender Spruch für alle, die gerne ordentlich wären und es trotzdem nie schaffen, sondern es ist nackte Tatsache. Verschiedene Studien, die ganz unabhängig voneinander durchgeführt wurden, konnten nachweisen, dass die Testpersonen in peinlichst aufgeräumten Räumen weniger kreativ und mehr konservativ im Ausprobieren von Neuem waren als diejenigen in unordentlichen. Die kreativen Vorschläge aus dem Chaos wurden ganze fünfmal besser bewertet.

Die besten Ideen kommen einem doch immer dann, wenn man dafür keine Zeit hat. Und wenn dann endlich mal Zeit und Raum dafür da ist, sind die guten Ideen wie weggeblasen und man fühlt sich leer – blanko. Auch mir kommen die besten Ideen immer zur ungünstigsten Zeit. Auf einem Schreibblock oder mit dem Diktiergerät im Handy halte ich diese fest – sonst sind sie weg für immer.

Weiter hat man herausgefunden, dass das Neuordnen und gelegentliche Ausmisten Platz schafft – auch in unserem Geist – und unsere Kreativität fördert. Es geht hier nicht nur darum, dass Sie Raum schaffen, sondern auch Zeit. Eine gute Planung wirkt diesbezüglich Wunder. Es ist nicht nur damit getan, dass Sie Ihren Kleider- oder Küchenschrank putzen und

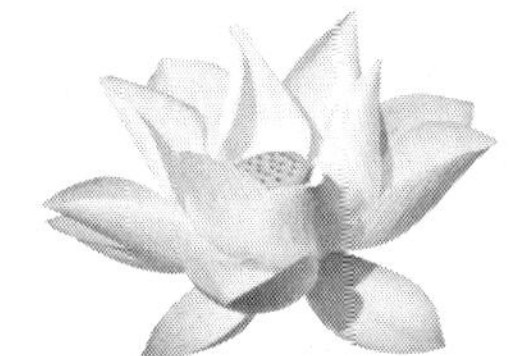

neu ordnen, sondern auch Ihre Agenda, Adresskartei und alte Dateien und Mail-Adressen im PC.

Es gibt einen weiteren Aspekt, warum das gelegentliche Entsorgen so wichtig ist: Das meiste, das wir in unserem Heim horten, ist mit der Vergangenheit verbunden und bindet uns an sie. Patanjali weist in den Yoga-Sutras darauf hin, dass das Erinnern eine leidbringende Eigenschaft sei und man dies möglichst unterlassen sollte. Bei schlechten Erinnerungen ist das einem sofort klar – was ist aber mit den guten? Bei näherem Hinschauen musste ich erkennen, dass mich diese auch nicht unbedingt glücklich machen – es stellt sich eine nach unten ziehende Wehmut ein (damals war es doch so schön – und jetzt!). Auch wenn wir uns mit zu vielen Stücken aus unserem Elternhaus umgeben, kommen wir nicht weiter – es zieht uns zurück ins elterliche Nest und in die Vergangenheit. Wir müssen im Hier und Jetzt leben und nach vorne blicken – in die Zukunft – und dies möglichst ohne großen Ballast.

Nur wer mit leichtem Gepäck reist, kommt gut voran und wird die Leichtigkeit des Lebens geniessen.

Diese Woche entsorgen Sie; und Sie ordnen neu, ganz nach dem Lustprinzip, und ein bisschen Chaos da und dort lassen Sie mit bestem Gewissen sein – im Wissen, dass doch alles sein Gutes hat.

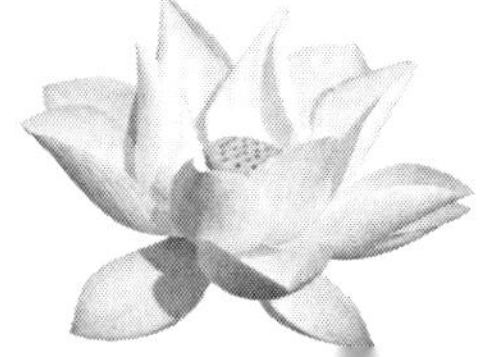

2. Woche

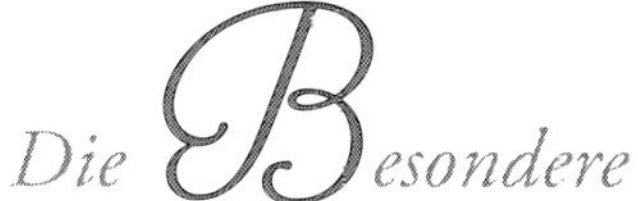

Es geht in dieser Woche um das Regulieren Ihrer Gedanken – das Thema ist Ihnen sicher nicht neu, mir auch nicht und auch gar nicht so verlockend, aber da müssen wir nun einfach durch, denn unsere Gedanken schaffen unsere Realität und bestimmen weitgehend, ob und wie zufrieden und glücklich wir sind.

Sie nehmen Ihre Gedanken wieder einmal unter die Lupe und lenken diese in selbstbestimmte Bahnen, d. h. Sie bestimmen bewusst, was Sie denken wollen. Wir denken leider „gewohnheitsmässig" – das heisst, dass sich unsere Gedankengänge wie Furchen im Gehirn eingraben und wir immer wieder dieselben benützen. So ist beispielsweise jemand längere Zeit krank, und wenn alles wieder gut ist, kreisen die Gedanken noch immer um diese Krankheit. Oder: Wie oft kommen die Partner nicht von ihren Ex los, in der Freizeit von ihrem Arbeitsstress usw. Mit solch belastenden Gedanken vermiesen wir uns das Leben, können die Gegenwart nicht geniessen und verbauen uns die Zukunft.

Solche Gedanken können sogar krank machen, denn Sie schwächen unser Immunsystem und die Tätigkeit sämtlicher Organe, da sie das vegetative Nervensystem beeinträchtigen.

Es gibt noch einen weiteren Grund, warum wir unsere Gedanken zügeln sollten – die Gedanken haben die Ten-

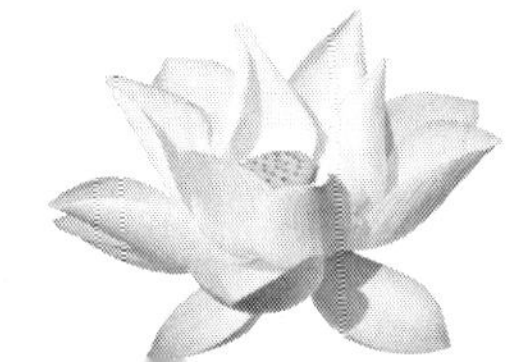

denz unsere Realität zu schaffen (gelinde ausgedrückt). Leider musste ich selbst schon oft erfahren, dass genau das, wovor ich Angst hatte und worin ich mich in negative Gedanken verstrickte, dann auch eintrat. Das Gegenteil war allerdings auch schon öfters der Fall – ich kreiste mit konstruktiven und positiven Gedanken rund um ein Ziel und stellte mir in allen Farben vor, es mit Glanz und Gloria erreicht zu haben – und siehe da, genau das passierte.

Wenn wir nicht achtsam sind, dann kann sich immer wieder eine eher negative Denkweise in uns einnisten. Wie kommen wir nun aus dieser Falle?

Machen Sie sich vorerst klar, an was Sie tagein tagaus denken, wohin Ihre Gedanken immer wieder wandern – was Sie immer wieder beschäftigt. Dies fällt Ihnen mit einem kleinen Trick leichter: Sie stellen in Badezimmer, Arbeitsplatz, PC, Esstisch – überall, wo Ihr Blick öfters hinfällt, Ansichtskarten auf – und jede dieser Karten ruft: Halt – was denkst Du jetzt? Dann halten Sie einen Augenblick inne und denken an etwas Schönes – an etwas, das Ihnen gut tut und Freude macht. Bald können Sie sicher einige schöne Überraschungen verbuchen – dank Ihrer neuen konstruktiven und positiven Gedanken.

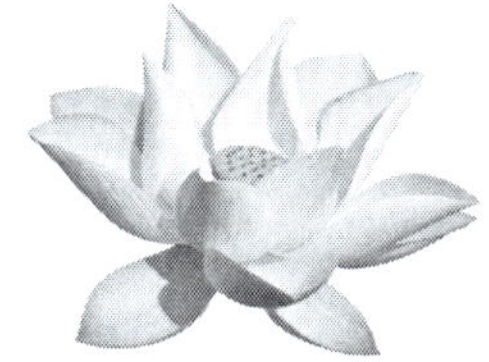

3. Woche

Die Schöpferische

Wie oft wird einem über all die Verpflichtungen vorgejammert, die zeitraubend und letztendlich frustrierend sind – man hat nie Zeit für sich selbst. Eine Bekannte meinte dazu: Schau, jeder hat sein Betätigungsfeld, das man mit einem Garten vergleichen kann. Wer seinen Garten brach liegen lässt, dessen Garten wird bald von allerlei Unkraut überwuchert und mit Unrat besät. Ein Garten muss bepflanzt werden; und nicht nur das, er muss gehegt und gepflegt werden – in regelmäßigen Abständen und immer wieder.

Jede und jeder hat Talente und Vorlieben und dies hat sicher einen besonderen Sinn in der höheren Ordnung – auch wenn wir dies nicht verstehen. Wir wissen nur, wenn unsere Talente und Vorlieben brachliegen, dann werden wir nie zufrieden und glücklich sein. Wir haben immer das Gefühl, dass uns etwas fehlt, dass wir etwas verpasst haben oder dass wir fremdbestimmt sind.

Nach längeren Überlegungen und Erfahrungen kam ich zum Schluss, dass wir unsere Talente nicht besitzen zum puren Eigennutz, sondern, dass wir damit einen Beitrag an die Gemeinschaft leisten sollten. Da heute jeder das Notwendige im Kaufhaus bekommt, kann man aber doch mit den meisten Eigenproduktionen viel Freude machen, indem man einen Teil

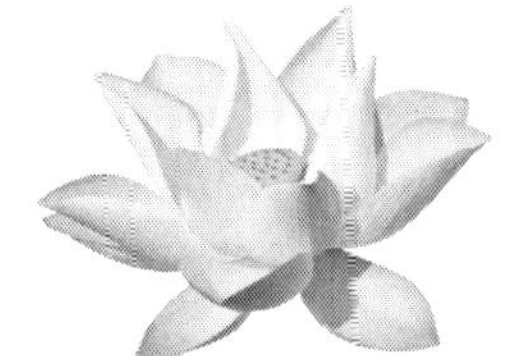

davon verschenkt; ob dies nun eine hübsche Karte, eine einzigartige Konfitüre, eine feine Seife, Gemüse oder Blumen aus dem eigenen Garten, eine Märchenerzählung, oder ein selbstgebranntes Schnäpschen ist, – egal was – es freut und beglückt den Beschenkten, wie auch einen selbst.

Organisieren Sie diese Woche so, dass Sie jeden Tag ein bisschen Zeit für sich selbst haben. Verschieben Sie möglichst viele Verpflichtungen und auch Termine, die nicht lebenswichtig sind, auf einen späteren Zeitpunkt. Am besten notieren Sie diese neugewonnenen leeren Zeitabschnitte in Ihre Agenda. Und in diesen Zeitspannen machen Sie genau das, was Sie schon immer tun wollten: Sie widmen sich Ihrem Hobby und Ihren Interessen.

Sind Sie sich bewusst: Kein Meister fällt vom Himmel. Es geht nicht darum, dass Sie alles schon perfekt können – sondern um die Freude am Tun. Sie werden bald Lust auf mehr haben – und Sie werden immer kreativer werden und neue Ideen und Fertigkeiten entwickeln. Dies werden Ihre schönsten Zeiten der Woche sein und daraus schöpfen Sie wiederum die nötige Kraft für den Alltag.

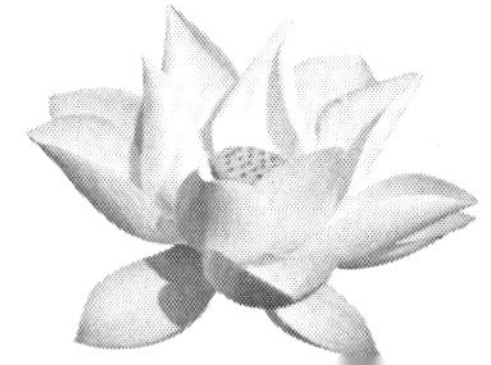

4. Woche

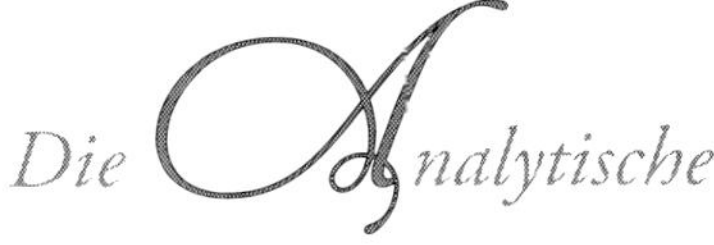

Unsere Gesellschaft könnte man in zwei Kategorien einteilen: in der ersten sind diejenigen, die viel zu viel und in der zweiten sind diejenigen, die viel zu wenig zu tun haben. In welche würden Sie sich einordnen – bei aller Ehrlichkeit?

Eine Bekannte jammert Ihnen vor, dass sie zu viel am Hals hat und Sie denken dabei, warum tut sie sich das an – warum macht sie es sich nicht leichter, warum ist sie immer für alle verfügbar, oder warum vertrödelt sie die Zeit mit Nichtigkeiten? Na ja, bei andern sehen wir, wo der Schuh drückt, recht schnell und wir wissen auch immer sofort die Lösung – und wie ist es bei uns selbst☹☺? Zu meiner Schande muss ich gestehen, dass es mir oft auch so geht. Da hilft nur eins – wieder einmal die „Analytische Woche" einschieben und jede Verpflichtung genau unter die Lupe nehmen.

Ist diese Verpflichtung wirklich nötig oder nur eine gewohnheitsmäßige Angelegenheit, die ich nie hinterfragte?

Muss es so aufwändig sein, könnte diese Tätigkeit nicht vereinfacht werden?

Lasse ich mir nicht helfen, weil ich nicht delegieren kann, weil ich dem andern nichts zutraue oder weil ich ein Kontroll-Freak bin?

Oder lasse ich mich gar manipulieren? Die Tyrannen und Manipulierer rund um uns kommen oft auf Samtpfötchen, und erreichen was sie wollen, nicht mit klaren Befehlen, son-

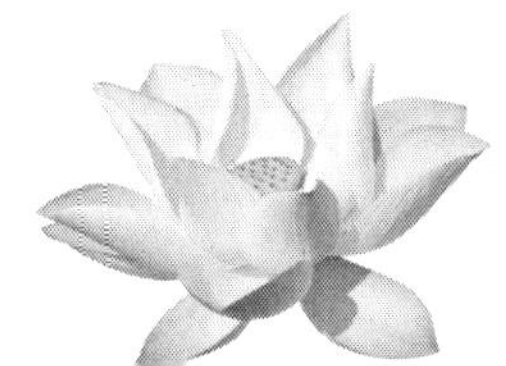

dern mit einem gezielt eingesetzten Seufzer, Augenaufschlag oder kleinem Geschenk. Aber Sie fallen doch nicht darauf rein – oder?

Oder trödelt man zu viel herum, indem man überall ein bisschen beginnt und dann doch nichts beendet, endlose Zeit am Telefon verbringt, bei Klatschzeitschriften, oder frönt man heimlich einer Spielsucht – indem man zu viel Zeit mit dem iPad oder am PC verbringt?

Es geht also darum, dass Sie wieder einmal Wichtiges von Unwichtigem, Wesentliches von Unwesentlichem unterscheiden.

Holen Sie Ihren Humor aus der Mottenkiste – und ran an das Thema! Sollten Sie allerdings feststellen, dass Sie zu den Unterforderten und Gelangweilten gehören – dann knüpfen Sie sich sofort und ohne Vorbehalt wieder die „schöpferische Woche" vor. Oder: Es gibt immer jemanden, dem man einen Dienst erweisen oder ein Geschenk basteln (backen, kochen, usw.) kann. Oder Sie melden sich bei einer Freiwilligen Gruppe und Sie werden bald feststellen, wie sehr solche Tätigkeiten beglücken und wie man da Gleichgesinnte und gute Freunde findet. Und, gute Freundschaften sind die Würze des Lebens!

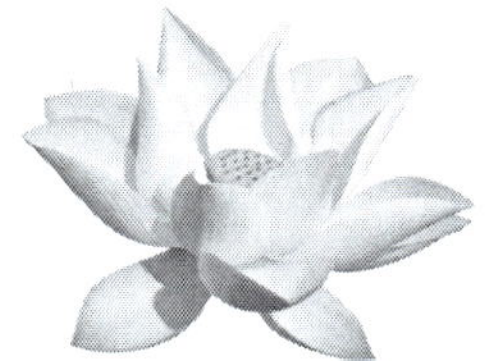

5. Woche

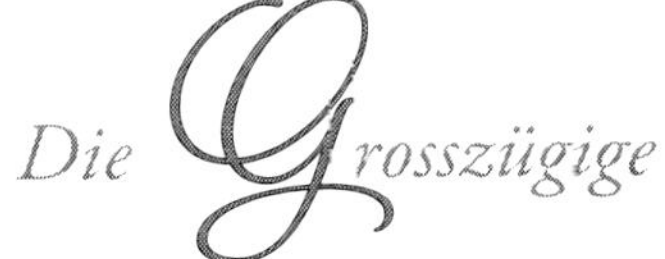

Die wahre Großzügigkeit fängt bei sich selbst an. Wenn ich jemanden sehe, der/die sich großzügig gibt, schenkt, spendet, aber sich selbst dabei an kurzer Leine hält, dann – ich weiß nicht so recht … Sie wissen sicher, was ich meine … Also zuallererst: Wie großzügig sind Sie sich selbst gegenüber? Wo kleinlich? Wo hält sich Ihre Großzügigkeit in Grenzen? Wo finden Sie sich super? Wo sind Sie verschwenderisch? Diese Woche schieben Sie großzügig jeden Gedanken an die Verschwendung beiseite und gönnen sich genau das, worin Sie geizig sind – das tut nicht weh und vielleicht machen Sie damit eine ganz neue und positive Erfahrung. Gerade bei Geiz und Kleinlichkeit leben wir oft nach dem Vorbild unserer Eltern, die um jeden Pfennig kämpften. Dies war damals vielleicht angebracht, aber heute …

Kleinlichkeit kann sich auch rein im Kopf abspielen, indem man beispielsweise sich selbst nichts durchgehen lässt, zu streng, zu selbstkritisch, zu bieder, zu „bünzlig“ ist oder der Perfektion frönt.

Zudem musste ich feststellen, dass geizige Menschen einem oft enorm berechnend vorkommen und zu Kleinlichkeit, Neid und Missgunst neigen. Was man sich selbst nicht gönnt, das gönnt man erst recht nicht dem andern. „Wenn ich etwas gebe, dann erwarte ich Gleichwertiges zurück!“ Weiter konn-

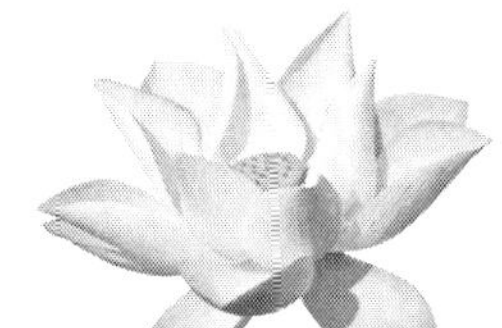

te ich beobachten, dass genau diese Geizkragen meinen, sie wären großzügig. Wir machen uns doch so gerne etwas vor und stellen uns heimlich ins beste Licht – (bei anderen Gelegenheiten hacken wir dann wieder ungerecht und unnötig auf uns ein) - aber beides ist menschlich. Leider tun wir uns mit Selbstverherrlichung, wie auch mit Selbstbeschimpfung keinen guten Dienst, denn glücklich macht es nicht. Darum ist es so wichtig, dass wir unsere Großzügigkeit und Toleranz wieder ein bisschen genauer unter die Lupe zu nehmen.

Auch wenn wir da und dort Gelüsten oder einer spontanen Laune nachgeben, da geht die Welt noch lange nicht unter – es macht uns menschlich, und es macht uns großzügig, tolerant und gutmütig den andern gegenüber – ganz nebenbei: Großzügigkeit wird viel weniger ausgenützt als viele befürchten.

Ich hoffe, dass Sie sich diese Woche wieder etwas näher kommen, sich besser kennen lernen und sich etwas mehr zugestehen. Und wenn Ihnen dies gelingt – machen Sie sich selbst und einer anderen Person zusätzlich ein besonderes, ein außergewöhnliches Geschenk – einfach so – weil es glücklich macht.

6. Woche

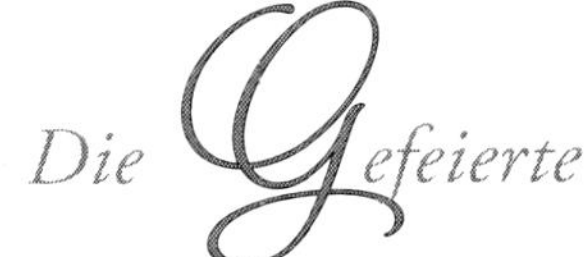

Zum Feiern gibt es immer einen Grund, hundert Gründe zum Loben und Belohnen und tausend, um dankbar zu sein. In vielen Ländern, wo die Menschen ein eher bescheidenes Leben führen, wird viel gefeiert und man hat das Gefühl, dass diese Menschen mit Schicksalsschlägen viel besser umgehen können als wir – warum wohl? Feiern tut immer gut – sofern nicht Stress daraus entsteht –, weil dann die Gedanken auf etwas Schönes gerichtet sind: einerseits auf das Fest und andererseits auf das, wofür gefeiert wird. Man kann sogar alleine feiern, zu zweit oder mit all seinen Freunden und Bekannten – ohne viel Aufwand – das ist die Kunst.

Machen Sie sich diese Woche einige zusätzliche Gedanken über die „Feierlichkeit". Was gibt Ihnen ein feierliches Gefühl? Dies ist ein positive Emotion, die glücklich macht. Hübsche Kleider, gepflegtes Aussehen, schöne Dekorationen, Blumen, feines Essen, Wein – und sicher fällt Ihnen dazu noch das eine oder andere ein – stimmen uns feierlich. Fühlen wir uns beispielsweise nicht sofort etwas besser, wenn wir uns hübsch machen, wenn wir zu sorgfältig und fein gedecktem Tisch gebeten werden usw.? Es ist doch so! Warum dies immer wieder verschieben … Hin und wieder eine kleine Feier sollte ein fester Bestand in unserem Leben sein – weil sie unseren Tagestrott unterbricht und weil unser Herz die Freude braucht.

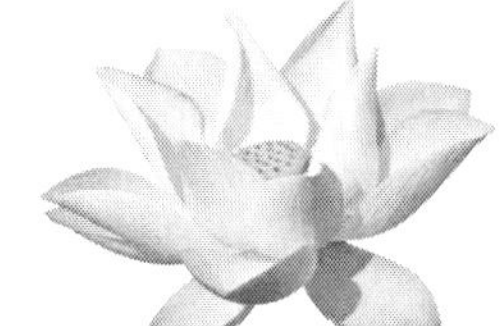

Auch das Sich-selbst-Loben und Belohnen tut gut und gibt neuen Aufwind wenn nötig. Wir sollten unseren Körper für seine immerwährende Tätigkeit – das meiste ist uns gar nicht bewusst – von Zeit zu Zeit loben und ihm Gutes tun und ihm unsere Anerkennung und Dankbarkeit zeigen. Auch unsere tägliche Leistung verdient unsere Wertschätzung. Und bedenken Sie immer: Wer sich selbst und seine eigene Leistung nicht anerkennt, wird auch von den andern nicht wertgeschätzt. Erwarten wir also nie von andern etwas, das wir uns selbst vorenthalten. Denken Sie jetzt für sich selbst eine besonders schöne Belohnung aus – etwas, das Sie total glücklich macht.

Und noch etwas: Wer von ganzem Herzen dankbar ist für alles was er hat, ist und kann – der ist den andern immer einen Schritt voraus im Glücklichsein. Pflegen Sie diese Gesinnung!

Lassen Sie also in dieser 6. Woche (Zahl 6 steht für Liebe und Sieg) den Korken knallen und zeigen Sie sich und Ihren Mitmenschen wieder einmal die Wertschätzung auf eine ganz besondere Weise.

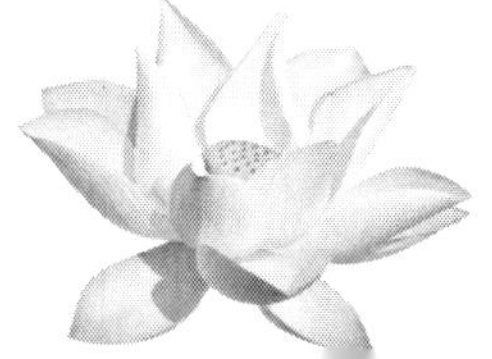

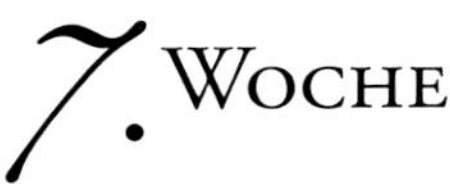

7. Woche

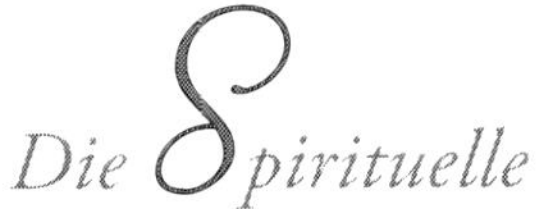

Die Spirituelle

Es geht nicht darum, dass Sie diese Woche in einem Kloster oder in einem Ashram verbringen oder einen Marathon im Meditationssitz absolvieren, äußerlich brauchen Sie überhaupt nichts zu verändern.

Schon seit Jahren lese ich Biographien von christlichen Mystikern und indischen Sehern, welche die Erleuchtung erlangten. Es interessiert mich u. a., wie diese lebten und was ein spirituelles Leben ausmacht. Ich entdeckte einige Gemeinsamkeiten im Osten wie im Westen, die wir ohne viel Aufwand auch in unser Leben einplanen können.

Erstens: In Jedem und Allem, was diesen Menschen begegnete, sahen sie das Göttliche; und so behandelten sie auch Jeden und Alles mit Respekt – sie machten keinen Unterschied zwischen Arm und Reich oder Gebildet und Ungebildet.

Zweitens: Egal was sie gerade taten – im tiefsten Herzen konnten sie immer die Verbundenheit mit dem universellen Bewusstsein aufrechterhalten.

Drittens: Sie lebten im Hier und Jetzt und vertrauten dem Leben. Sie hingen nicht am Leben, nicht an Ruhm oder Hab und Gut, und doch konnten sie sich wie Kinder daran erfreuen.

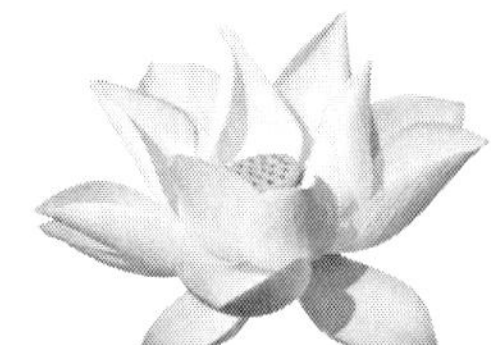

Viertens: Ihre Pflichten nahmen sie ernst und genau. Sie erledigten diese mit Hingabe und Sorgfalt. Sie unterschieden nicht zwischen nobler oder dreckiger Arbeit. Sie taten alles zur Ehre Gottes und im Dienste des Menschen – ohne Dank oder Anerkennung zu erwarten.

Vielleicht könnten Sie den einen oder anderen Punkt in dieser Woche etwas mehr angehen – ein einfaches und sinnerfülltes Leben erstreben – weil es einfach glücklich macht.

Wie ich weiter lesen konnte, waren Rituale und die damit verbundenen Gebete den alten Yogis sehr wichtig. Dies können auch wir in unseren Alltag einbauen: Gestalten Sie eine kleine Ecke zu einem heiligen Ort um, indem Sie darauf etwas stellen, das Sie auf besondere Art an das Göttliche erinnert. Während Sie meditieren oder Ihren Alltagspflichten nachgehen, lassen Sie dort eine Kerze zum Wohle der Welt brennen. Und wenn Sie die brennende Kerze im Vorbeigehen wahrnehmen, stellen Sie sich einen Augenblick lang einen Ihrer Nächsten oder die Menschen im Allgemeinen glücklich vor. Es ist nur eine kleine Geste, die im Inneren wie auch im Äußeren viel Gutes bewirkt.

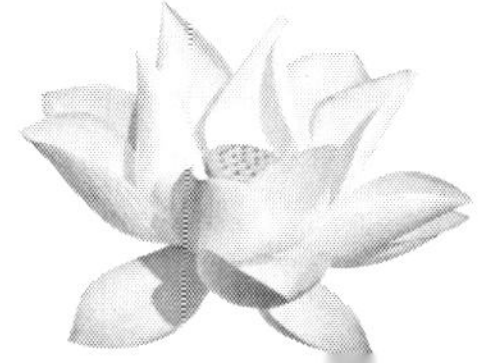

Unsere Lebensphasen

Über Zweck und Sinn der einzelnen Lebensphasen des Menschen forschte im Westen die angewandte Psychologie und im Osten befasste sich die yogische Lebensphilosophie damit. In der Einteilung der westlichen Philosophie geht es in der ersten Phase um die individuelle Entwicklung des Kindes, danach kommen die Berufsausbildung oder Studienjahre, danach die Familiengründung und Karriere und zum Schluss kommt der wohlverdiente Ruhestand, der noch weitere 30 Jahre dauern kann. Die Yogaphilosophie stimmt bis zur Phase der Karriere mit der westlichen Anschauungsweise überein, aber dann geht sie andere Wege und von einem Ruhestand will sie schon gar nichts wissen.

Ältere Menschen, deren Kinder nun ihre eigenen Wege gehen, und die ein volles Arbeitsleben und Karriere hinter sich haben, kommen nun in eine neue Phase, in der sie mit ihren Erfahrungen und ihrem Wissen der jüngeren Generation beiseite stehen – dies gilt für Frauen wie auch für Männer. Die Frauen wenden sich neben der Familie karitativen Tätigkeiten zu und die Männer mischen als Dorfälteste mit. Diese Achtung vor dem Wissen und der Weisheit der Alten ist überall spürbar, wenn man als Ältere in Indien reist.

Aber dies ist noch nicht die letzte Phase im indischen System, es kommt noch eine weitere Zeit, in der sich der Mensch

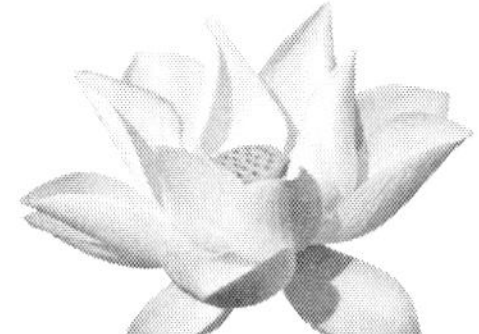

von den weltlichen Verpflichtungen noch etwas mehr zurückzieht und sich nun seinen spirituellen Praktiken zuwendet – er vertieft sich in die heiligen Schriften, leitet religiöse Rituale, betet und meditiert vermehrt. Er betet für sich, um geistig-seelisch zur Einheit mit dem Göttlichen zu gelangen; er betet aber auch für das Wohl seiner Familie und seiner Dorfgemeinschaft und zum Wohle der ganzen Welt.

Bis zum letzten Atemzug ist und bleibt der Mensch ein wichtiges Bindeglied der Lebensgemeinschaft und jede Zeitspanne seines Lebens ist zweck- und sinnvoll.

Ich bin überzeugt, wenn wir diese Philosophie auch zu unserer Lebenshaltung machen und uns, egal wie alt wir sind, in irgendeiner Weise einbringen, dann erfüllt uns das und wir enden nicht wartend in der Eingangshalle eines Altersheims.

Egal wie alt wir sind, es wartet noch immer eine schöne Aufgabe auf uns – und im Universum gibt es keine Zufälle, es birgt sicher einen besonderen Sinn, dass wir alt werden.

Diese Aufteilung unserer Aufgaben in die einzelnen Lebensphasen kann sehr entlastend wirken, denn wir müssen nicht alles schon in jungen Jahren erledigt haben. Wir gewinnen Zeit und können vieles auf später verschieben – beispielsweise größtenteils die spirituelle Praxis.

Wir sollten nicht versuchen, unsere Lust mit dem Willen zu dämpfen: und wir sollten uns nicht zu Sachen zu zwingen, die uns eigentlich widerstreben (Ramakrishna – in Indien ein wegweisender Heiliger – hat dies immer wieder gelehrt). So

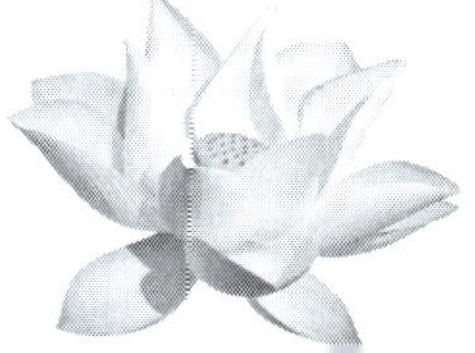

kann es sein, dass wir uns im Alter von 35 Jahren zur Meditation zwingen müssen, aber mit 70 sind die stillen Minuten während der Meditation die schönsten des Tages. Wenn die Lust da ist, dann stimmt auch die Zeit. So möchte ich Ihnen schlussendlich einfach ans Herz legen: Nehmen Sie Ihre Lust ernst – im richtigen Mass – kann sie Ihnen den Weg weisen.

Egal welches Jahrzehnt Sie zurzeit durchleben, spielen Sie mit den folgenden Fragen und machen Sie dann auch gleich Nägel mit Köpfen:

Welche inneren Muster und welche Gewohnheiten möchte ich nun endgültig hinter mir lassen? Nennen Sie drei und beschliessen Sie auch, was Sie gleich jetzt und sofort dafür bzw. dagegen tun wollen.

Sie haben auch Ihre Stärken – welche möchten und könnten Sie nun vermehrt einbringen und pflegen? Wie gehen Sie da konkret vor.

Nun bestimmen Sie das Motto der kommenden sieben Jahre.

Besiegeln Sie nun Ihr Vorhaben mit einem Ritual und/oder kreieren Sie dafür einen speziellen Reminder, den Sie an einem Ehrenplatz aufstellen.

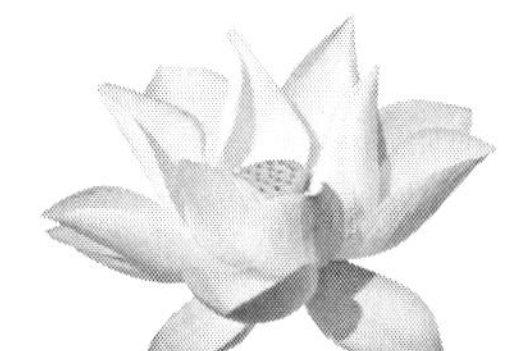

Schmiede selbst Dein Glück

Schon seit Jahren gehe ich der Frage nach: Was bringt dem Menschen Zufriedenheit und ein erfülltes Leben? Was macht ihn glücklich und was bringt ihm Glück? Ich beobachte, wie zufriedene und glückliche Menschen leben und befasse mich diesbezüglich mit philosophischen und psychologischen Themen. Dabei sind mir folgende Faktoren klar geworden – die man auch im eigenen Leben beachten kann – da wird nichts Übermenschliches erwartet☺.

Zufriedene, erfolgreiche und glückliche Menschen haben klare Tagesstrukturen, machen Pläne und setzen sich immer wieder neue Ziele – haben sie das eine erreicht, dann gehen sie das nächste an. Sie sind geduldig, beharrlich und leben selbstbestimmt. Ihr Motto: Hilf dir selbst, dann hilft dir Gott!

Aber noch etwas anderes zeichnet sie aus: Sie sind flexibel, sie können loslassen, geschehen lassen und zulassen. Sie hängen nicht an ihren selbst gesetzten Strukturen, Wünschen, Zielen. Fallen sie auf die Nase, dann stehen sie einfach wieder auf; und sie passen sich innerlich immer wieder den äusseren Umständen an.

Gerade in den letzten Wochen durfte ich erfahren, welch wunderbare Dinge passieren, wenn man loslässt und sich den liebenden Händen Gottes anvertraut. Dies wird auch bei Ihnen so sein, liebe Leserin, lieber Leser.

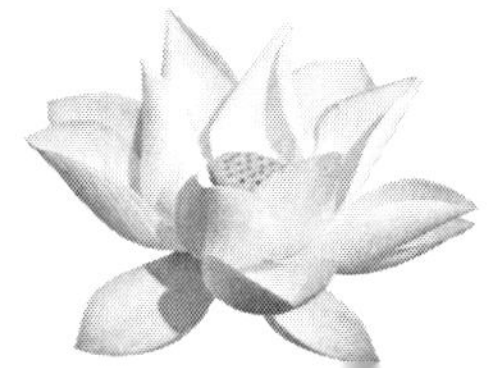

Und letztendlich: Geben Sie einfach Ihr Bestes, egal wie wenig dies Ihnen scheinen mag, den Rest lassen Sie sich schenken – Sie werden reich beschenkt werden – für Gott zählt nicht das menschliche Mass – seine Güte ist grenzenlos.

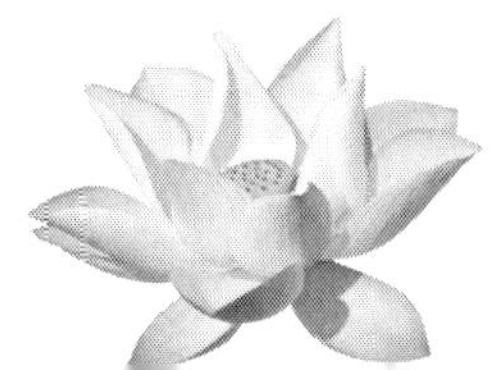

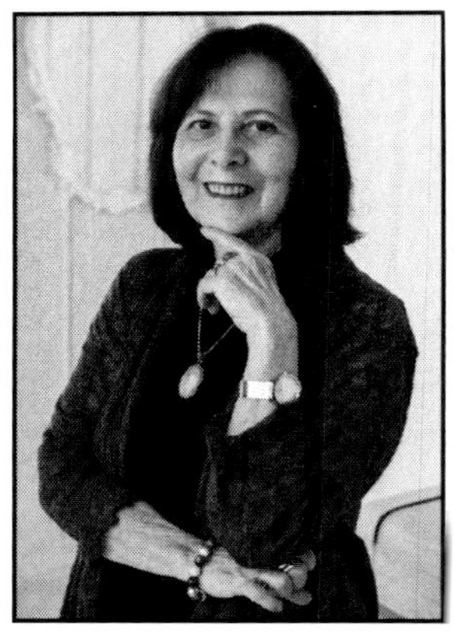

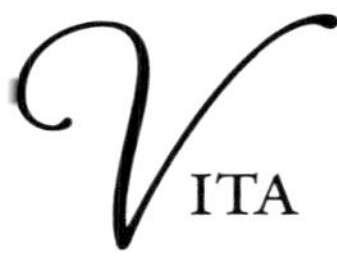

ITA

Gertrud Hirschi leitet seit 1982 in Zürich eine Yogaschule, schrieb diverse Bücher zu den Themen *Yoga, Mudras* und *Mantras.* Sie befasst sich schon seit vielen Jahren mit der Bedeutung und Wirkung von Mudras und Mantras und hat ihr Wissen auch schon mehrmals am Fernsehen an die Zuschauer und in diversen Managerkursen, z. B. am World Economic Forum in Davos, an Top-Manager weitergegeben. Ihre Yoga- und Mudra-Bücher und Kartensets sind in 18 Sprachen übersetzt und auch in Indien, dem Ursprungsland des Yoga, herausgekommen.

Weitere Informationen über Gertrud Hirschi, ihre Bücher und ihre Kartensets finden Sie unter www.gertrudhirschi.ch

Die Autorin ist Gründerin eines Meditationskreises, in dem es um das eigene wie auch um das Wohl der Welt geht. Ohne jegliche Verpflichtung können Sie gern mitmachen.
Mehr darüber auf der Webseite www.heal-the-world.ch

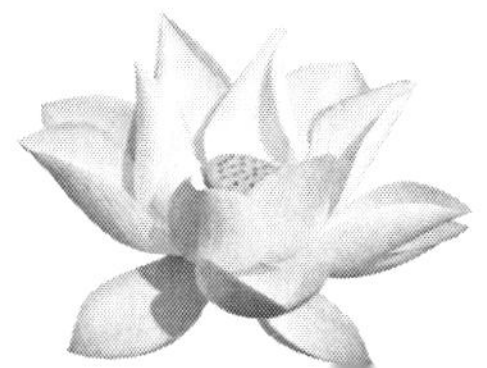

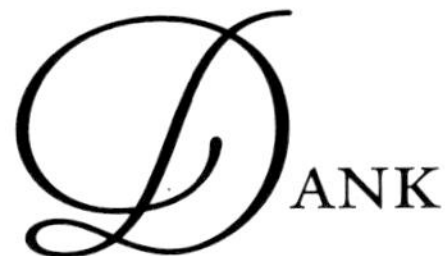ANK

Ein Buch dieser Art ist immer auch ein Gemeinschaftswerk. Für die wunderschöne Zusammenarbeit möchte ich allen Mitwirkenden ganz herzlich danken: Antje Betken für die wunderschöne Gestaltung, Annelise B. Truninger für die Durchsicht der Texte, Anne Maria Schmid für das Mitwirken als Fotomodel und Alex Beckmann vom Synergia-Verlag, der für die Herstellung und den Vertrieb verantwortlich ist.

WIDMUNG

Dieses Buch ist den Menschen gewidmet, die sich tatkräftig für das Wohl der Erde einsetzen, die einen umweltschonenden Lebensstil pflegen und für Gerechtigkeit und Frieden sorgen und meditieren.

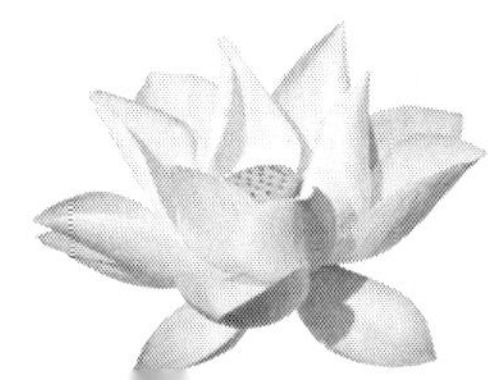

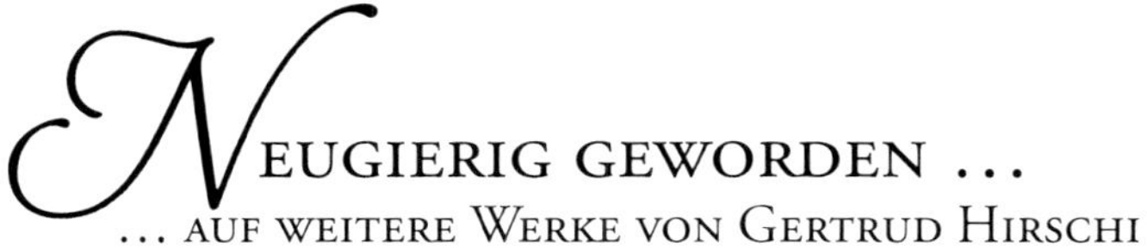

Neugierig geworden …

… auf weitere Werke von Gertrud Hirschi

Mehr über die Thematik der Wochentage finden Sie in:

- 7 Wege glücklicher zu werden. 7 Tage – 7 Chancen. Beschwingter Ratgeber für den Alltag. (Via Nova Verlag)

Wissenswertes über Mantras und Mudras finden Sie in:

- Mudras für Körper, Geist und Seele. 68 Karten mit Booklet, 46 Seiten (Königsfurt-Urania Verlag)
- Mudras – FingerYoga für Gesundheit, Vitalität und innere Ruhe. (Goldmann Verlag)
- Mudras – FingerYoga für Erfolg, Kreativität und Wohlbefinden. (Goldmann Verlag)
- Mantra-Praxis – Worte der Kraft für Gesundheit, Erfolg und spirituelle Entwicklung. (Goldmann Verlag)

Sie möchten ein bisschen mehr Abwechslung in der Körperarbeit:

- Yoga – ganz einfach. 84 Karten mit Booklet, 80 Seiten. (Königsfurt-Urania Verlag)
- Die spirituelle Kraft des Yoga. Mudras – Asanas – Meditationen. Vom yogischen Umgang mit den inneren Kräften, reich illustriert, 254 Seiten (Kailash Verlag)

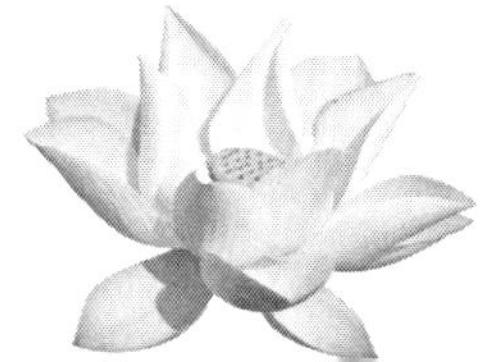

Ein Geschenk für sich selbst oder eine liebe Freundin:

- Wie Herzenswünsche wahr werden mit Mantras, Mudras und Meditation. 40 Karten, Buch, 80 Seiten. (Kailash Verlag)
- Mudras – die wundervolle Kraft des FingerYoga. (Kailash Verlag)
- Moment mal! Neue Lebensfreude mit Mudras, Mantras, Meditationen. (Königsfurt-Urania Verlag)

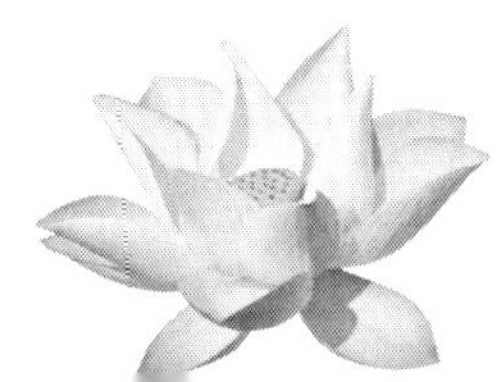